Rashi Rauka
Amit Nehete
Nitin Gulve

Efeitos deletérios do tratamento ortodôntico

Rashi Rauka
Amit Nehete
Nitin Gulve

Efeitos deletérios do tratamento ortodôntico

Possibilidades iatrogénicas do tratamento ortodôntico e modalidades de prevenção

ScienciaScripts

Imprint

Any brand names and product names mentioned in this book are subject to trademark, brand or patent protection and are trademarks or registered trademarks of their respective holders. The use of brand names, product names, common names, trade names, product descriptions etc. even without a particular marking in this work is in no way to be construed to mean that such names may be regarded as unrestricted in respect of trademark and brand protection legislation and could thus be used by anyone.

Cover image: www.ingimage.com

This book is a translation from the original published under ISBN 978-3-659-70709-4.

Publisher:
Sciencia Scripts
is a trademark of
Dodo Books Indian Ocean Ltd. and OmniScriptum S.R.L publishing group

120 High Road, East Finchley, London, N2 9ED, United Kingdom
Str. Armeneasca 28/1, office 1, Chisinau MD-2012, Republic of Moldova, Europe
Printed at: see last page
ISBN: 978-620-7-72283-9

ÍNDICE

RECONHECIMENTO

"Inclino a minha cabeça humildemente ao Todo-Poderoso por todas as suas bênçãos."

Aproveito esta oportunidade para expressar a minha profunda gratidão ao **Dr. Amit B. Nehete**, que tem sido o meu guia e uma fonte constante de inspiração e apoio. Estou-lhe extremamente grato por ter sido muito paciente e encorajador ao longo de todo o meu percurso de estudo. Agradeço-lhe sinceramente todos os seus esforços para me ajudar a melhorar e a aperfeiçoar esta dissertação sobre a biblioteca.

Estou extremamente grato ao **Dr. Nitin D. Gulve**, Professor e Diretor do Departamento de Ortodontia e Ortopedia Facial, pelo aconselhamento especializado e pela orientação constante que me deu ao longo de todo o processo. Ele tem sido muito encorajador em todos os dias da minha formação pós-graduada e estou-lhe verdadeiramente grato por ter feito surgir em mim um melhor aluno todos os dias.

Estou grato ao **Dr. Sanjay Bhawsar**, Diretor do MGV'S KBH Dental College and Hospital, Nashik, por me ter dado a oportunidade de fazer parte desta instituição.

Estou grato à **Dra. Sheetal Patani**, ao Dr. **Hrushikesh Aphale** e à **Dra. Radhika Shukla** pela sua ajuda constante.

Os meus sinceros agradecimentos aos meus superiores **Dr. Disha Kandi, Dr. Pallavi More, Dr. Shweta Dhope, Dr. Kanchan Wadekar** e aos meus colegas, **Dr. Chinglembi Nongthombam** e **Dr. Hemaunshi Patil,** por todo o seu apoio e ajuda generosa.

Estou grata aos meus colegas **Dr. Anuja Bhavsar, Dr. Dnyaneshwari Kakade e Dr. Gargilaxmi Elkunchwar** pela sua ajuda.

Não consigo exprimir por palavras a minha gratidão aos meus queridos pais, **Sr. Beni Rauka e Sra. Nita Rauka**, e ao meu irmão, **Pranay Rauka,** pela sua motivação e grande amor. É graças à sua forte convicção e confiança que estou aqui hoje. Estou-lhes verdadeiramente grato.

Dr. Rashi Beniprasad Rauka

CAPÍTULO 1. INTRODUÇÃO

O objetivo do tratamento ortodôntico é melhorar a vida do paciente, melhorando a função dentária e maxilar, bem como a estética dento-facial. No entanto, enquanto corrigem milhões de sorrisos, os ortodontistas causam algumas carrancas involuntariamente.

O movimento dentário ortodôntico é induzido por estímulos mecânicos e facilitado pela remodelação do ligamento periodontal e do osso alveolar. As actividades de remodelação e, em última análise, a deslocação do dente são a consequência de um processo inflamatório.

A magnitude, a direção e a duração da força determinarão a natureza destas alterações inflamatórias que ocorrem durante o tratamento ortodôntico.

A aplicação anormal de força e uma má higiene oral podem causar danos nos tecidos duros e moles durante e após o tratamento ortodôntico. Os efeitos podem variar desde alterações ligeiras e reversíveis, como no caso da gengivite, até alterações graves e irreversíveis, como cáries múltiplas, descalcificações, reabsorção radicular grave e perda de osso alveolar. Procedimentos como a colagem e a descolagem podem causar fissuras e fracturas no esmalte. As queimaduras químicas durante o condicionamento, as lacerações dos tecidos moles devido ao manuseamento desajeitado dos instrumentos, as fissuras ou fracturas do esmalte ou a deterioração de uma coroa protética durante a descolagem são outros efeitos iatrogénicos. Os aparelhos ortodônticos, devido à sua proximidade com os tecidos moles circundantes, como a gengiva, as bochechas e a língua, têm um efeito direto sobre eles, que se manifesta sob a forma de ulcerações da mucosa ou hiperplasia da mucosa bucal, labial, lingual ou gengival. A higiene incorrecta dos aparelhos removíveis está por vezes associada ao aparecimento de estomatite sobreposta a uma infeção por cândida. Foram relatados alguns casos de dermatite de contacto, alopecia de pressão e lesões oculares devido ao aparelho extrabucal. A reação alérgica devida a alergénios como o látex (de luvas médicas, ligaduras elásticas, correntes elásticas, dique de borracha, etc.), o teor de níquel nos fios e nos brackets é uma reação hipotética associada ao tratamento ortodôntico.

Por vezes, um efeito indireto do tratamento ortodôntico está presente, como, por exemplo, disfunção da articulação temporomandibular e distúrbios musculares. Nas últimas duas décadas, incidentes envolvendo pacientes que apresentavam sinais de reabsorção radicular generalizada ou que alegavam sinais ou sintomas de disfunção da ATM levaram a novas investigações sobre o real envolvimento da Ortodontia na expressão desses efeitos colaterais. Seguiram-se acções judiciais por negligência, alegando que a terapia ortodôntica produz problemas periodontais, perda de osso alveolar e disfunção craniomandibular. Estes incidentes levaram a American Association of Orthodontists Foundation a financiar muitas investigações sobre os problemas.

Para além dos efeitos locais, os doentes também enfrentam problemas psicológicos devido à provocação, descontentamento com o aspeto estético durante o tratamento, dor associada ao movimento dos dentes, síndrome de fadiga crónica, recaídas, resultados insatisfatórios do tratamento, prolongamento da duração do tratamento, etc. A ingestão ou aspiração acidental de pequenas partes do aparelho ortodôntico (tubos, brackets, bandas), as infecções cruzadas (do doente para o médico ou vice-versa) e a endocardite infecciosa são efeitos secundários sistémicos raros.

A atitude do paciente em relação ao tratamento desempenha um papel muito importante para garantir resultados previsíveis e bem-sucedidos do tratamento. O não cumprimento por parte do paciente em usar os aparelhos ortopédicos prescritos e elásticos de classe II é uma das razões para o fracasso do tratamento. A incapacidade de manter uma higiene oral satisfatória pode piorar a condição periodontal do paciente e a incidência de lesões de manchas brancas que podem forçar o ortodontista a terminar o tratamento antes do tempo. É, portanto, essencial que os pacientes estejam conscientes destes riscos potenciais, para que possam conhecer as suas responsabilidades e as expectativas que lhes são colocadas durante o tratamento.

Recomenda-se que seja efectuada para cada doente uma análise rigorosa do perfil de risco, seguida da obtenção de um consentimento informado assinado. No caso de surgirem efeitos secundários, o facto de não informar os doentes sobre as possíveis complicações associadas ao ato médico pode dar origem a queixas por negligência ou mesmo a processos judiciais.

Para que o tratamento ortodôntico seja benéfico para um doente, as vantagens que oferece devem compensar os eventuais danos que possa causar.

Esta dissertação tem como objetivo proporcionar ao leitor um conhecimento abrangente dos vários efeitos deletérios que podem ocorrer devido ao tratamento ortodôntico e sugere como podem ser evitados ou minimizados.

CAPÍTULO 2. CLASSIFICAÇÃO

I. Com base na localização da condição:

• Efeitos locais

a) Dentária

-Coroa: descalcificações, cáries, fissuras e fratura do esmalte; lesão de mancha branca, deterioração da coroa protética (fratura da coroa durante a descolagem);

- raiz: reabsorção radicular, encerramento precoce do ápice radicular, anquilose;

- polpa: isquémia, pulpite, necrose;

b) Periodontal

-gengivite, periodontite, recessão ou hipertrofia gengival, perda óssea alveolar, deiscências, fenestrações, sulco interdentário, triângulos escuros;

c) Articulação temporomandibular

- reabsorção condilar, disfunção temporomandibular;

d) Tecidos moles da região oral e maxilofacial

- traumatismos (por exemplo, arcos longos, relacionados com o arnês), ulcerações ou hiperplasia da mucosa, queimaduras químicas (por exemplo, relacionadas com o condicionamento), lesões térmicas (por exemplo, brocas sobreaquecidas), estomatite, manuseamento desajeitado de instrumentos dentários;

e) Resultado insatisfatório do tratamento

- resultado final morfofuncional, estético ou funcional inadequado, recidiva, não conclusão do tratamento devido a abandono do tratamento. Efeitos sistémicos (reacções alérgicas ao níquel ou ao látex).

• Efeitos sistémicos

a) Psicológico

- gozo, alterações comportamentais dos pacientes e dos pais; desconforto associado à presença de dor e descontentamentos estéticos durante a utilização do aparelho ortodôntico;

b) Gastro-intestinal

- deglutição acidental de pequenas peças do aparelho ortodôntico (tubos, brackets);

c) Alergias ao níquel ou ao látex;

d) Cardíaco

- endocardite infecciosa;

e) Síndrome da fadiga crónica;

f) Infecções cruzadas

-do médico para o doente,

-Doente para médico,

- de doente para doente.

II. De acordo com a gravidade da doença:

• Ligeira, reversível (gengivite);

• Moderado, reversível (fratura de uma coroa ou faceta de cerâmica ao descolar, periodontite).

• Moderada, irreversível (sintomas de DTM, fratura ou trituração acidental do esmalte durante a descolagem, reabsorção radicular apical de dentes com menos de 3 mm, perda de inserção inferior a 3 mm);

• Grave, irreversível (múltiplas cáries e descalcificações, reabsorção radicular generalizada grave superior a 5 mm, perda de inserção periodontal superior a 4 mm, envolvimento grave das DTM).

III. Com base no papel do ortodontista na ocorrência do efeito secundário:

• Complicações inerentes à norma (efeitos secundários em que o papel do ortodontista é irrelevante)

-alterações da superfície do esmalte devido ao condicionamento ácido ou ao material de colagem

- reacções alérgicas

-reabsorção radicular

• Complicações relacionadas com o doente (suscetibilidade individual ou doença)/ Intrínsecas

-Antecedentes médicos que predispõem a defeitos dos tecidos não revelados durante a avaliação, possivelmente desconhecidos até pelo doente (homeostase do cálcio)

- Síndrome de DTM

- reabsorção radicular grave e desmineralizações presentes em associação com uma doença metabólica não identificada na avaliação inicial;

• Condições resultantes de uma intervenção passiva do operador, associadas a uma falta de controlo adequado

-monitorização prejudicada dos sinais precoces de reabsorção radicular, cáries, gengivite

-fissuras no esmalte durante a descolagem, se a técnica e o instrumento utilizados forem adequados.

• Complicações devidas a um julgamento errado e a um planeamento incorreto do tratamento.

-danos no esmalte devido a uma técnica e instrumento de descolagem incorrectos

-resultado do tratamento funcionalmente desfavorável e esteticamente desagradável

-perda de fixação nos dentes superiores devido a uma expansão excessiva

- proclinação dos incisivos mandibulares.

CAPÍTULO 3. EFEITOS DELETÉRIOS NA ESTRUTURA DENTÁRIA

A intervenção ortodôntica tem inúmeros efeitos secundários a nível dentário. Ao nível da raiz, a reabsorção é o efeito adverso mais comum e inevitável. A reabsorção radicular extensa observada após o tratamento ortodôntico compromete os benefícios de um resultado ortodôntico que, de outra forma, seria bem-sucedido. Em relação às reacções pulpares, os pacientes ortodônticos podem sofrer de isquemia pulpar transitória, causando dor e desconforto nos primeiros dias após o ajuste do aparelho. Isso geralmente se resolve dentro de uma semana, embora a morte da polpa após o tratamento ortodôntico seja ocasionalmente relatada. Pode induzir alterações no esmalte, tanto qualitativamente (descolorações, lesões de manchas brancas) como quantitativamente (fratura do esmalte/desgaste do esmalte durante o procedimento de descolagem).

O efeito na estrutura da coroa pode ser classificado da seguinte forma:

A. Efeito na coroa durante a colagem:

1. Perda de esmalte durante a limpeza e o condicionamento.

B. Efeito na coroa durante o tratamento.

1. Alterações da cor do esmalte.

2. Lesões de pontos brancos e descalcificação

3. Desgaste e abrasão do esmalte.

4. Hipersensibilidade dentinária devido à redução interproximal.

C. Efeito na coroa durante a descolagem.

1. Rasgões de esmalte

2. Rachaduras no esmalte

3. Perda de esmalte durante a remoção de material adesivo residual.

PERDA DE ESMALTE DURANTE A LIMPEZA E O CONDICIONAMENTO

A limpeza com uma escova de cerdas durante 10-15 segundos desgasta 10 Dm de esmalte, enquanto a taça de borracha desgasta 5 Dm de esmalte. Um ataque químico de rotina com ácido fosfórico a 30-50% durante 15-60 segundos produz microporosidade de 5-50Dm na superfície do esmalte.

Os seguintes factores iatrogénicos envolvidos no condicionamento ácido levaram ao desenvolvimento do princípio de crescimento de cristais.

1. Perda de esmalte causada por corrosão

2. Retenção de marcas de resina que podem levar a uma possível descoloração do esmalte

3. Fugas na interface do suporte que provocam corrosão e manchas no suporte

4. Perda de esmalte causada pela fratura do esmalte no momento da descolagem.

5. Uma superfície mais rugosa com fissuras no esmalte se a descolagem for efectuada de forma incorrecta, resultando numa maior retenção de placa bacteriana.

6. Uma superfície de esmalte mais macia com menor teor de flúor - mais predisposta à descalcificação.

As soluções de ácido poliacrílico produzem um ligeiro condicionamento ácido, bem como um depósito cristalino de sulfato de cálcio di-hidratado (gesso) que pode reter o adesivo. Esta técnica foi desenvolvida para proporcionar áreas de retenção no esmalte semelhantes às que ocorrem após o condicionamento com ácido fosfórico, com menor risco de danos no esmalte durante a colagem. No entanto, a colagem de cristais produz forças de colagem mais baixas do que o condicionamento ácido convencional e, por isso, não tem crescido em popularidade.

ALTERAÇÕES DE COR DO ESMALTE

As alterações de cor do esmalte podem resultar da penetração irreversível de tags de resina na estrutura do esmalte a profundidades que atingem 50 pm. Uma vez que a impregnação de resina não pode ser revertida por procedimentos de descolagem e limpeza, a descoloração do esmalte pode ocorrer por absorção direta de corantes alimentares e produtos resultantes da corrosão do aparelho ortodôntico.

Um estudo de Hintz et al comparou a resposta ao branqueamento de dentes não tratados e de dentes tratados com colagem e descolagem ortodôntica. Ambos os grupos foram submetidos a sessões de branqueamento de 4 horas e de hidratação de 20 horas durante 30 dias. As leituras das alterações de cor foram efectuadas antes e depois de cada sessão de branqueamento de 4 horas. Foram efectuadas leituras adicionais em intervalos de 48 horas durante 30 dias após a cessação do branqueamento ativo.

Foi encontrada uma diferença média de cor clínica para as superfícies de esmalte submetidas a colagem ortodôntica ou descolagem de attachments em relação aos locais de controlo após o branqueamento. Tanto os locais de controlo como os locais descolados responderam ao branqueamento, no entanto os locais de controlo responderam em maior escala, enquanto o grupo experimental não respondeu até duas semanas de branqueamento contínuo. A falta de resposta inicial por parte do grupo experimental apoia a especulação de que as etiquetas afectam a penetração dos agentes branqueadores ou atrasam a penetração nas hastes de esmalte.

A relevância clínica do achado diz respeito à potencial necessidade de modificação dos protocolos de clareamento em dentes submetidos a procedimentos ortodônticos. Deve-se ressaltar, entretanto, que testes in vitro podem não ser um reflexo fidedigno da situação clínica e, portanto, ensaios clínicos randomizados e controlados são necessários para verificar melhor os achados deste estudo

LESÕES DE MANCHAS BRANCAS (LWB) E DESCALCIFICAÇÃO

A descalcificação do esmalte continua sendo uma sequela negativa comum do tratamento ortodôntico na ausência de uma higiene bucal adequada. A presença de lesões de manchas brancas após a remoção de aparelhos ortodônticos é um achado desencorajador para uma especialidade cujo objetivo é melhorar a estética facial e dentária. O tratamento ortodôntico com aparelhos multibandas impõe um risco significativo para o desenvolvimento de LSB. A descalcificação do esmalte é a perda da substância calcificada do dente devido ao ataque de subprodutos ácidos do metabolismo da placa bacteriana que removem o mineral e dão o aspeto branco opaco. Isto pode variar desde lesões iniciais de manchas brancas opacas até à cavitação acentuada. Fejerskov e Kidd definiram a LSF como o "primeiro sinal de uma lesão de cárie no esmalte que pode ser detectado a olho nu". O aspeto opaco, branco e calcário da LSF deve-se a um fenómeno ótico causado pela perda de minerais na superfície e subsuperfície do esmalte, e é exagerado pela secagem. Estas lesões também tendem a parecer ásperas e porosas em comparação com as manchas brancas não cariosas que são geralmente lisas e brilhantes.

Classificação

Índice WSL de Gorelick et al.

1. sem formação de manchas brancas;

2. ligeira formação de manchas brancas (bordo fino);

3. formação excessiva de manchas brancas (bandas mais espessas) ;

4. formação de manchas brancas com cavitações.

Incidência

Pacientes ortodônticos apresentam significativamente mais WSL do que pacientes não ortodônticos e essas WSL podem apresentar problemas estéticos anos após o tratamento. Uma revisão recente da literatura mostrou variações que vão de 2% a 97%, para a prevalência de WSL associada ao tratamento ortodôntico. Essa alta prevalência é atribuída às dificuldades na realização de procedimentos de higiene bucal em arcadas dentárias coladas, juntamente com o acúmulo prolongado e mais fácil retenção de placa bacteriana nas superfícies dentárias ao redor dos aparelhos ortodônticos fixos. A variação na prevalência de WSL entre os estudos pode ser atribuída a diferenças no número de dentes examinados, nos métodos e nas padronizações dos exames, na localização da amostra do estudo (diferenças culturais), na época do estudo, na idade no início do tratamento, na duração do tratamento e nos materiais (bandagem vs colagem).

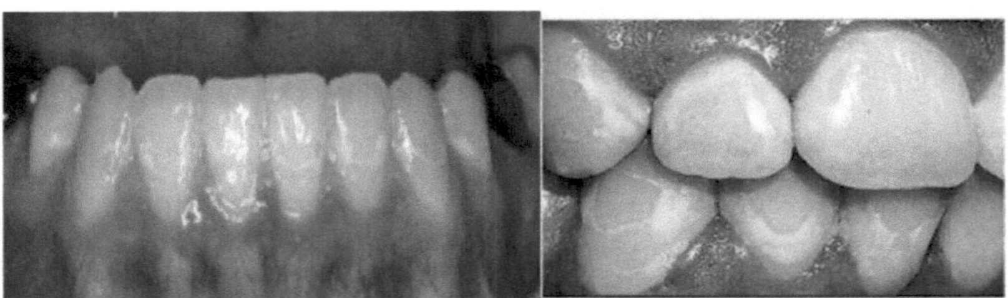

Figura 1 e 2: Lesões de manchas brancas presentes e observadas num paciente imediatamente após a remoção de aparelhos ortodônticos fixos. Observe que muitas das lesões contornam a periferia da base do braquete e estão em áreas de difícil acesso com a escova de dentes. Esse é um problema mais sério em pacientes que têm uma higiene oral deficiente

Em geral, a prevalência de LSF em pacientes após tratamento ortodôntico varia de 15% a 85%, sendo que a maioria dos estudos relata 50% a 70%. Relata-se que qualquer dente da boca pode ser afetado pelo processo, sendo os mais comuns os incisivos laterais superiores, caninos superiores e pré-molares inferiores. A incidência foi maior na área labio-gengival dos incisivos laterais superiores e menor no segmento posterior da maxila. A incidência e a prevalência relatadas de WSL entre homens e mulheres foram consideradas inconclusivas. Não foram observadas diferenças significativas entre os lados direito e esquerdo da maxila e da mandíbula.

Etiologia

O WSL pode ocorrer em qualquer superfície dentária na cavidade oral onde a placa bacteriana se desenvolve e permanece por um período de tempo. Os mecanismos naturais de autolimpeza da musculatura oral e da saliva são limitados pela superfície irregular dos braquetes, bandas e fios. A composição da flora bacteriana da placa bacteriana apresenta uma rápida mudança após a colocação dos aparelhos ortodônticos. Os pacientes submetidos a tratamento com aparelhos ortodônticos fixos apresentam um rápido aumento no volume da placa dentária (com pH mais baixo) do que os pacientes não ortodônticos. Os níveis de bactérias acidogénicas, especialmente Streptococcus mutans e lactobacillus, estão significativamente elevados. O S. mutans e os lactobacilos produzem ácidos orgânicos na presença de hidratos de carbono fermentáveis, como a sacarose, o que é responsável pela redução do pH.

Existe uma relação direta entre o pH da placa bacteriana e o fluoreto total da placa bacteriana. Os níveis de flúor total da placa bacteriana são baixos em áreas de pH baixo. O pH mais baixo (tão baixo quanto 4) durante as condições de repouso e fermentação foi observado na placa dos incisivos superiores colados. Após a colagem, o pH de repouso é reduzido. No paciente com boa higiene oral, o flúor é capaz de prevenir o desenvolvimento de lesões, aumentando a remineralização e inibindo a desmineralização. Com uma higiene oral deficiente, a placa bacteriana acumula-se à volta do aparelho e o pH de repouso pode atingir o limite do efeito do flúor a pH 4,5. Durante um ataque ácido, desenvolvem-se cáries e até erosões. A descalcificação cariosa ocorre quando o pH desce abaixo do limiar de remineralização e cria uma alteração na aparência da superfície do esmalte que é visualizada como WSL. Estas lesões foram clinicamente observadas num curto espaço de 4 semanas. Se estas não forem tratadas, progridem para uma lesão cariosa cavitada. A WSL torna a área afetada mais macia do que o esmalte saudável circundante, tornando o dente mais propenso a cáries. Há uma redução de cerca de 10% no conteúdo mineral do esmalte nestas lesões cariosas incipientes. Este facto leva a um aumento da abrasão in vivo. Isto torna os dentes afectados mais susceptíveis à perda de esmalte durante a descolagem. As manchas brancas de desenvolvimento rápido podem remineralizar-se quase completamente dentro de algumas semanas após a remoção do desafio cariogénico. No entanto, as lesões que se desenvolvem lentamente demoram mais tempo a remineralizar.

As micro-fugas à volta dos brackets ortodônticos podem ser outra causa para a formação de LSF. Em comparação com os braquetes de cerâmica, os braquetes metálicos estão associados a mais microvazamentos. Os brackets metálicos contraem-se e expandem-se mais do que os brackets cerâmicos, o esmalte ou os sistemas adesivos, produzindo microgaps entre o bracket e o sistema adesivo, causando a fuga de fluidos orais e bactérias por baixo dos brackets, levando à formação de LME.

Preditores para o desenvolvimento de lesões de manchas brancas:

1. Cáries interproximais,

2. Má higiene oral,

3. Questão de dieta.

4. Correlação negativa com a idade.

Zona de desmineralização

1. Zona da superfície exterior

2. Lesão corporal

3. Zona escura

4. Zona translúcida

Prevenção e gestão das lesões de manchas brancas (LMB)

Os doentes que usam aparelhos ortodônticos devem ser considerados como doentes de risco, para os quais deve ser implementada uma abordagem preventiva e profiláctica antes, durante e após o tratamento ortodôntico.

A. Durante o tratamento ortodôntico

O risco de desmineralização do esmalte durante o tratamento ortodôntico fixo pode ser prevenido através de: melhoria da higiene oral do paciente com métodos mecânicos de controlo da placa bacteriana, utilização de agentes de ligação com flúor, aumento da resistência do esmalte ao ácido microbiano através da utilização de flúor tópico e métodos adicionais que utilizam diferentes mecanismos.

1. Educação do paciente para medidas de higiene oral:

A medida profiláctica mais importante para prevenir a ocorrência de WSLs em pacientes ortodônticos é a implementação de um bom regime de higiene oral. O controlo mecânico da placa bacteriana através de uma escovagem adequada dos dentes é de extrema importância. Uma modificação da escova de dentes padrão, o uso de

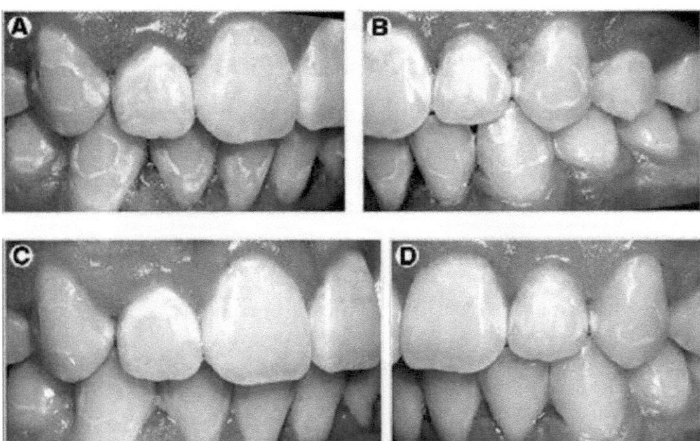

Figura 3 (A-D) Caso que ilustra a remineralização que pode ocorrer algumas semanas após a conclusão do tratamento ortodôntico.

A utilização de soluções reveladoras e o uso de fio dentário podem ajudar os doentes a obter uma boa higiene oral. A utilização de uma escova de dentes eléctrica ou a irrigação diária com água, em combinação com a escovagem manual dos dentes, pode ser um método mais eficaz para reduzir a acumulação de placa bacteriana do que a escovagem manual isolada.

Para além da higiene oral em casa, a limpeza profilática profissional destina-se a reduzir a carga bacteriana, a aumentar a eficácia da escovagem e a facilitar a limpeza pelo doente. A limpeza profissional dos dentes duas ou três vezes por ano mantém uma boca saudável e reduz o risco e o número de dentes com cáries. Permite uma limpeza adequada das áreas que são difíceis de escovar pelo doente. As superfícies coronárias podem ser polidas utilizando pastas fluoretadas de granulometria progressivamente mais fina e taças ou escovas de polimento de elastómero, para impedir a retenção mecânica de bactérias.

2. Fluoreto em agentes de colagem

Em geral, a duração do tratamento ortodôntico faz com que o paciente tenha um risco aumentado de cárie por um período prolongado de tempo. Como resultado, a libertação contínua de flúor do sistema de ligação à volta da base do bracket seria extremamente benéfica.

Os cimentos de ionómero de vidro (CIV) foram utilizados como adesivos de ligação ortodôntica para tirar partido da sua ligação química à estrutura dentária e da libertação sustentada de flúor após a ligação. Verificou-se que os selantes de fossas e fissuras fotopolimerizáveis colocados na superfície vestibular adjacente aos brackets ortodônticos colados foram 80% eficazes na prevenção da desmineralização in vitro e não exigiram a colaboração do paciente.

3. Aumentar a resistência do esmalte utilizando fluoretos tópicos

A ação favorável dos fluoretos está agora bem estabelecida. Os diferentes modos como os fluoretos foram documentados para prevenir o WSL são os seguintes: Bochecho com flúor, gel com flúor, pasta de dentes com flúor, verniz com flúor, flúor em agentes de ligação e fluoretos em elastómeros. O ião fluoreto tem um efeito preventivo contra as cáries. Modifica o metabolismo bacteriano na placa dentária, inibindo alguns processos enzimáticos, inibe a produção de ácidos, actuando sobre a composição da flora bacteriana e (ou) sobre a atividade metabólica dos microrganismos, reduz a desmineralização e favorece a remineralização das lesões cariosas precoces, exercendo um efeito de remineralização, especialmente a baixas concentrações. O efeito cariostático do fluoreto tópico deve-se principalmente à formação de fluoreto de cálcio (CaF_2). A manutenção de uma higiene oral adequada, combinada com a utilização diária de fluoreto tópico, reduz significativamente a descalcificação do esmalte

a) Bochechos com flúor

Os enxaguatórios bucais fluoretados contendo 0,05% de fluoreto de sódio usados diariamente demonstraram reduzir significativamente a formação de lesões sob as bandas. Estes bochechos foram combinados com agentes antibacterianos como o clorexideno, o triclosan ou o zinco para melhorar o seu efeito cariostático. Um enxaguamento bucal diário com NaF (0,05% ou 0,2%) e/ou um enxaguamento semanal com AFP (1,2%) reduziram a incidência de desmineralização do esmalte durante o tratamento ortodôntico fixo ativo.

b) Pastas de dentes com flúor

O uso regular de pasta dentífrica com flúor é uma recomendação muito comum por parte do ortodontista, mas tem-se revelado ineficaz na inibição do desenvolvimento de manchas brancas à volta dos brackets ortodônticos. São recomendadas pastas dentífricas com flúor que contenham fluoreto de sódio, monofluorofosfato, fluoreto estanoso ou uma combinação destes compostos.

c) Vernizes com flúor

Os vernizes fluoretados devem ser utilizados em doentes pouco motivados num esquema de tratamento intensivo (três dias seguidos), repetido a cada três ou quatro meses, ou pelo menos duas ou três vezes por ano. Os vernizes de flúor (Fluor Protetor* com 1% de difluorosilano e 0,1% de F, Duraphat* com 2,2% de F, Bifluoride* com 5% de F) são normalmente aplicados duas vezes por ano em áreas específicas com lesões incipientes em superfícies lisas. Foi relatado que a aplicação de um verniz fluoretado resultou numa redução de 44,3% na desmineralização do esmalte em pacientes ortodônticos.

4. Utilização de fosfopeptídeos de caseína Fosfato de cálcio amorfo (mousse dentária)

A desmineralização do esmalte pode ser prevenida pela aplicação de produtos que contenham fosfopeptídeos de caseína fosfato de cálcio amorfo (CPP-ACP). Reynolds referiu que o CPP-ACP, que é derivado da caseína do leite, era capaz de ser absorvido através da superfície do esmalte e podia afetar os processos de desmineralização e remineralização. Foi demonstrado que o CPP-ACP adere à parede bacteriana dos microrganismos e às superfícies dentárias. Quando ocorre um ataque ácido intra-oral, os iões de cálcio e fosfato são libertados para produzir uma concentração supersaturada de iões na saliva, que depois precipita um composto de cálcio-fosfato na superfície dentária exposta. Alguns estudos demonstraram que as aplicações diárias do creme remineralizante podiam reverter a severidade e o aspeto visual das LMF pós-ortodônticas de forma mais eficaz do que a pasta dentífrica com flúor.

5. Atenuação da superfície do esmalte com laser de árgon

Foi referido que a exposição do esmalte à irradiação com laser de árgon resulta na alteração das características da superfície do esmalte através da criação de microespaços que estabilizam os iões durante um ataque ácido, em vez de permitirem a sua perda do esmalte. Os iões de cálcio, fosfato e fluoreto disponíveis na saliva podem então precipitar nestes microespaços, aumentando a resistência do esmalte à desmineralização e aumentando a absorção de minerais da saliva.

B. Após o tratamento ortodôntico

O tratamento termina quando o resultado planeado é alcançado. Após a remoção dos braquetes, não se sabe muito sobre o tratamento e a cicatrização das LLMs. Embora não se deva ignorar o papel da saliva na regressão fisiológica das WSLs, muitas das lesões permanecem estáveis. Muitas vezes, a primeira abordagem para eliminar as LMF é a remineralização. Existem vários produtos de aplicação profissional e caseira sob diferentes formas: soluções, vernizes, pastas de creme e gomas de mascar para tratamento tópico de remineralização. Todos eles contêm fluoretos e/ou fosfopeptídeo de caseína-fosfato de cálcio amorfo, com evidências de diferentes graus de sucesso que podem ser encontrados na literatura dentária. Os procedimentos de remineralização requerem o cumprimento de medidas rigorosas de higiene oral, aplicações múltiplas repetidas, um plano de tratamento que pode demorar um longo período de tempo e, em primeiro lugar, a adesão de um paciente motivado.

Microabrasão

A microabrasão tem sido amplamente utilizada para a remoção de defeitos superficiais não cariosos do esmalte. Recentemente, esta técnica tem sido defendida para a remoção de lesões brancas desmineralizadas pós-ortodônticas. Envolve a utilização de ácido clorídrico a 18% misturado como pasta com pedra-pomes, que é esfregado sobre a lesão afetada e remove a camada superficial do esmalte.

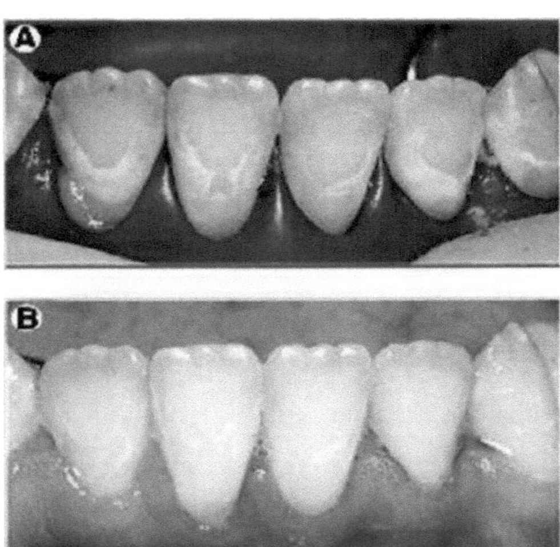

Figura 4. (A e B) Efeito do procedimento de microabrasão em lesões de manchas brancas, realizado 8 semanas após o tratamento ortodôntico.

A intervenção restauradora tem de ser efectuada se for observada uma cavitação franca.

DESGASTE E ABRASÃO DO ESMALTE

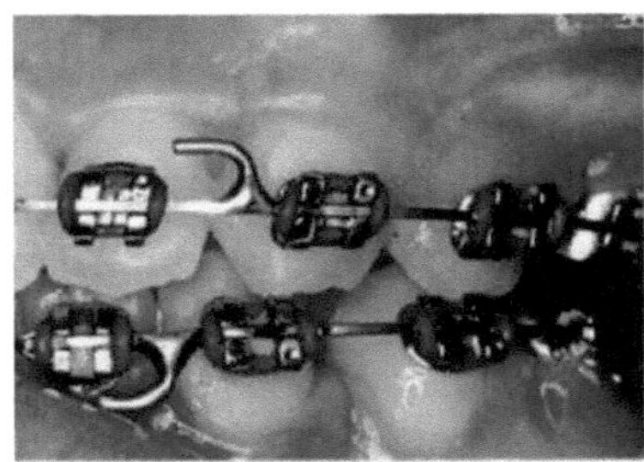

Figura 5. Ponta do canino superior mostrando abrasão do suporte metálico do canino inferior

Podem ocorrer danos no esmalte durante o contacto da cerâmica com os dentes oclusais. Viazis et al relataram que os braquetes de aço inoxidável tendem a induzir menos abrasão do esmalte do que os braquetes de cerâmica. Também foi observado que a cerâmica monocristalina causa mais abrasão do esmalte do que a policristalina. Idealmente, as mordidas cruzadas devem ser corrigidas antes da colocação de braquetes cerâmicos e os braquetes cerâmicos usados em dentes mandibulares devem ser mantidos fora da oclusão para evitar a abrasão do esmalte. Em pacientes com mordida profunda, é recomendada a utilização de planos de mordida para minimizar a interferência e o consequente risco de abrasão do esmalte. Devido à dureza dos brackets cerâmicos, a colagem de brackets nos incisivos inferiores e os contactos oclusais devem ser evitados para prevenir o desgaste das superfícies de esmalte. Birnie et al. recomendaram a utilização de anéis elastoméricos especiais que cobrem a superfície oclusal do bracket cerâmico.

HIPERSENSIBILIDADE DENTINÁRIA APÓS REDUÇÃO DO ESMALTE INTERPROXIMAL

A remoção interproximal de dentes é uma alternativa à extração de dentes ou à expansão das arcadas alveolares e pode ser necessária em algumas situações durante o tratamento ortodôntico. A redução do esmalte interproximal (RIE) é utilizada para ajustar as larguras desproporcionadas dos dentes e para a correção de apinhamentos ligeiros a moderados. A redução do esmalte pode levar a complicações como a hipersensibilidade das superfícies interproximais dos dentes desnudados. A sensibilidade não é normalmente grave e é maioritariamente transitória, sendo sabido que os sintomas desaparecem com o tempo. O polimento adequado das superfícies de esmalte tratadas é essencial para garantir um bom prognóstico a longo prazo dos dentes desnudados, uma vez que a rugosidade da superfície facilita a acumulação de placa bacteriana, promovendo assim a desmineralização ou o desenvolvimento de lesões cariosas.

As intervenções profissionais para a hipersensibilidade dentinária incluem a aplicação de verniz fluoretado para promover a remineralização. As pastas dentárias dessensibilizantes também são eficazes na maioria dos pacientes. Recomenda-se uma redução interproximal cuidadosa do esmalte dentro dos limites reconhecidos, respeitando a espessura de esmalte disponível, utilizando tiras diamantadas flexíveis ou discos diamantados extra-finos com arrefecimento adequado seguido de polimento, para evitar efeitos indesejáveis da remoção proximal.

Ao final do tratamento com aparelhos fixos, uma das principais preocupações do ortodontista é fazer com que a superfície do esmalte volte ao seu estado original o mais próximo possível. O ideal seria a perda mínima de esmalte em cada etapa do processo de colagem, descolagem e limpeza do esmalte e a produção de uma superfície de esmalte com o mesmo grau de rugosidade ou suavidade do dente original, não tratado.

RASGÕES DE ESMALTE

Tem sido relatada a ocorrência de rasgões localizados no esmalte associados à colagem e ligação de brackets metálicos e cerâmicos. Os rasgos podem estar relacionados com o tipo de partículas de enchimento na resina adesiva utilizada para a colagem e com a localização da quebra da colagem. Quando foram feitas comparações entre a aparência da superfície do dente após a colagem de braquetes metálicos fixados com adesivos macrofiados (10-30 □m) ou microfiados (0,2 a 0,3 □m), ocorreu uma diferença quando a resina foi raspada com um alicate.

Possivelmente, as partículas de carga mais pequenas podem penetrar no esmalte gravado em maior grau do que as macro cargas podem penetrar, reforçando assim as etiquetas adesivas. Assim, à semelhança das resinas não preenchidas, não existe um ponto de rutura natural com as resinas micropreenchidas. As macro cargas, no entanto, criam um ponto de rutura mais natural na interface esmalte-adesivo.

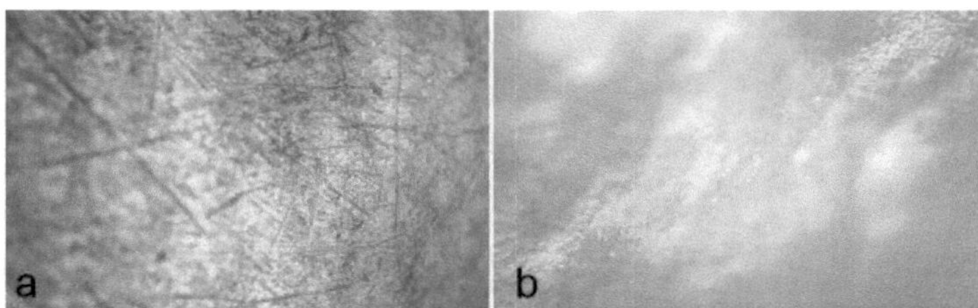

Figura 6. Avaliação microscópica da superfície vestibular do esmalte de dois primeiros pré-molares superiores, um com histórico de tratamento ortodôntico (a) e outro sem tratamento ortodôntico prévio (b) - aumento 20X.

FENDAS DE ESMALTE

A remoção incorrecta dos brackets ou do adesivo pode levar a danos permanentes no esmalte e a um tempo prolongado de descolagem. O procedimento final para devolver a superfície do esmalte à condição original de pré-tratamento envolve a remoção de todos os acessórios e da resina remanescente das superfícies dentárias. A descolagem e remoção de brackets de cerâmica, em particular, tem gerado muita discussão devido ao potencial de fratura, descamação e fissuração do esmalte, bem como ao risco de danos na polpa. Além disso, a descolagem de molares comprometidos pode constituir um risco de fratura do dente se as bandas tiverem propriedades de retenção aumentadas (ou seja, forem microetched) e tiverem sido cimentadas com ionómeros de vidro.

As fissuras do esmalte, que ocorrem como linhas de fratura no esmalte, são comuns e muitas vezes difíceis de detetar sem a utilização de técnicas de transiluminação; ou seja, geralmente não são visíveis num exame de rotina ou em fotografias intra-orais. A prevalência de fissuras no esmalte após a descolagem é de 50%, sendo as fissuras verticais as mais comuns. No entanto, as fissuras orientadas numa direção oblíqua também são frequentemente observadas. A origem das fissuras é multicausal. Foi encontrada uma correlação clara entre as fissuras do esmalte e as forças de descolagem e um grande número de fissuras horizontais após a descolagem.

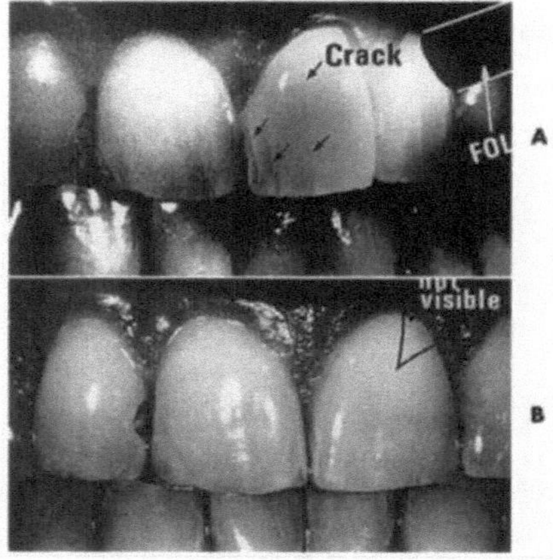

Figura 7. As fissuras do esmalte geralmente não são visíveis nas fotografias intra-orais. Várias fissuras claramente observadas no incisivo central esquerdo com transiluminação por fibra ótica *(setas)* não são detectáveis por fotografia de rotina. B. Note-se a orientação vertical das fissuras.

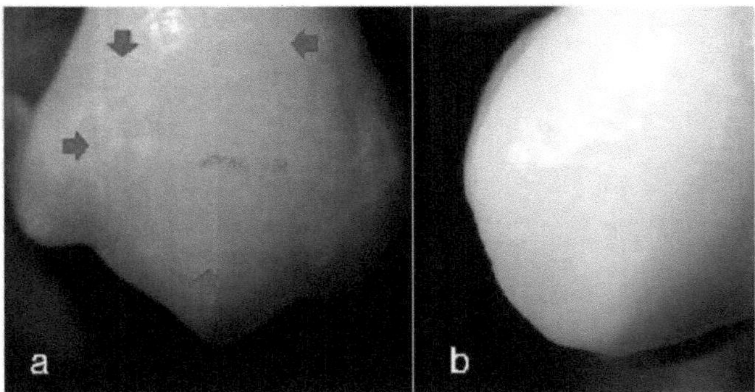

Figura 8. Aspeto microscópico da superfície de esmalte de um primeiro pré-molar superior com histórico de tratamento ortodôntico - superfície de esmalte vestibular (a); superfície de esmalte lingual (b) - aumento 5X.

A descolagem pode indicar técnicas de colagem/descolagem incorrectas. As fissuras mais notáveis (ou seja, as invisíveis sob a iluminação normal do consultório) encontram-se nos incisivos centrais e caninos superiores.

Com brackets metálicos, os clínicos preocupam-se com o facto de a ligação ser demasiado fraca para suportar as forças do tratamento ortodôntico. Com braquetes de cerâmica, os clínicos estão preocupados com o facto de a ligação ser demasiado forte para uma descolagem segura. As forças necessárias para remover um acessório dependem de uma série de factores: o tipo de bracket e o seu mecanismo de retenção, o método de descolagem, a composição do adesivo e o método de condicionamento do esmalte. Forças de descolagem acima de 13 mPa podem produzir fracturas ou rasgões no esmalte, especialmente se as forças ocorrerem em ângulo com os prismas. A força de ligação dos brackets depende de:

(a)   O tipo de retenção dos brackets (por exemplo, ligação química versus mecânica ou combinação)

(b)   O método de condicionamento utilizado (por exemplo, ácido fosfórico versus ácido poliacrílico); e/ou

(c)   O material de colagem utilizado (por exemplo, adesivos preenchidos ou não preenchidos)

Descolagem de suportes metálicos

Os braquetes metálicos podem ser facilmente descolados através da aplicação de forças que descolam a base do braquete do dente. Estas forças causam falha de ligação na interface adesivo-braquete, deixando a maior parte do adesivo na superfície do esmalte.

O método mais suave é utilizar um alicate do tipo Weingart para apertar as asas do bracket. Isto deforma o braquete e descola-o da superfície do esmalte. Um dos autores prefere usar um removedor de bandas para descolar o braquete anterior, bem como para remover as bandas.

Descolagem de brackets de cerâmica

A utilização de alicates de descolagem convencionais em brackets de cerâmica que estão quimicamente retidos na superfície do esmalte pode produzir forças muito acima do limite para uma descolagem segura. A força de ligação adesiva do bracket pode exceder a força de ligação adesiva do esmalte, pelo que a descolagem do bracket cerâmico pode produzir fissuras na superfície do esmalte ou pode causar a fratura do bracket, deixando a base cerâmica ainda presa ao esmalte. Como resultado, os fabricantes desenvolveram quatro tipos diferentes de técnicas de colagem especificamente concebidas para os brackets de cerâmica, que são as seguintes

1. Descolagem mecânica

A técnica mais aceite para os brackets de cerâmica consiste em utilizar um alicate de pontas afiadas e colocar as lâminas na interface esmalte-adesivo. Uma força de compressão lenta e gradual é aplicada até que o braquete falhe. Este método depende ou da deformação do bracket para quebrar a ligação na interface bracket-adesivo ou do stress do adesivo ao ponto de causar falha coesiva dentro do compósito de resina.

Os alicates de plástico também são recomendados porque agarram firmemente o bracket sem o fraturar. O bracket é então removido rodando o alicate lentamente, quer para a gengiva, quer para a incisal/oclusal. O bracket sai então numa só peça, deixando apenas o adesivo para ser removido.

2. Remoção de brackets por ultra-sons

As vantagens desta abordagem incluem menos danos no esmalte e uma menor probabilidade de falha do bracket, além de que a remoção do adesivo após a descolagem pode ser realizada com a mesma ponta ultra-sónica.

3. Descolagem electrotérmica

A vantagem desta técnica é o tempo de descolagem relativamente curto e uma incidência reduzida de falha do braquete. Isto é atribuível à pequena quantidade de força necessária para quebrar a ligação após a ponta induzida pelo calor ter promovido a falha da ligação ao amolecer o adesivo. No entanto, a desvantagem deste método é o potencial para danos na polpa e queimaduras na mucosa.

4. Descolagem a laser

Tanto o laser de dióxido de carbono como o laser YAG funcionam segundo o mesmo princípio que a descolagem electrotérmica. A abordagem por laser, embora ainda experimental, é mais precisa do que outras técnicas em termos de tempo e da quantidade de aplicação de calor necessária, mas uma grande desvantagem é o elevado custo do instrumento.

Klocke et al recomendaram a utilização de luz de cura por arco de plasma para reduzir as fracturas do esmalte quando são utilizados brackets monocristalinos e policristalinos. Descobriram que quando a luz de arco de plasma foi utilizada para colar brackets de cerâmica, a localização da falha de ligação foi consistentemente na interface adesiva do bracket, reduzindo assim o risco de fracturas do esmalte. As fracturas dos brackets também foram menores.

PERDA DE ESMALTE DURANTE A REMOÇÃO DE MATERIAL RESIDUAL

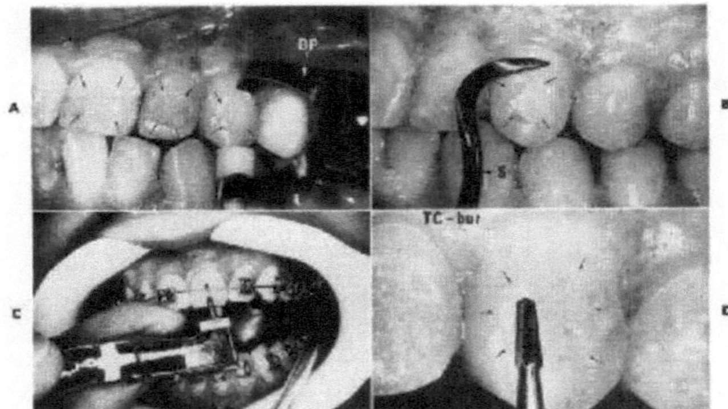

Figura 9 O adesivo que permanece após a descolagem pode ser removido, A e B, raspando com um alicate de descolagem ou de descolagem (DP) ou com um raspador (S). No entanto, o método preferido é utilizar uma broca TC a cerca de 30.000 rotações por minuto, C e D.

Para remover material residual, as brocas de carboneto de tungsténio são preferíveis a outros métodos, como brocas de diamante, discos de lixa ou rodas de borracha. Recomenda-se o arrefecimento com água quando o material a granel é removido a altas velocidades (>30000 rpm) para evitar danos na polpa. Quando os restos do adesivo são removidos a velocidades mais baixas, obtém-se um melhor contraste sem arrefecimento com água. Recentemente, foi demonstrado que uma broca de acabamento de carboneto com um ângulo de cunha maior e um chanfro oblíquo produz menos danos na superfície do esmalte do que as brocas de carboneto convencionais. A superfície do esmalte é frequentemente polida com pedra-pomes ou uma pasta após a remoção do adesivo, mesmo que se percam cerca de 5 □m a 10 □m da superfície do esmalte.

Referências:

1. Øgaard B., Bishara S, Duschner H: Enamel effects during bonding- debonding and treatment with fixed appliances, em Graber T, Eliades T, Athanasiou A, eds: Risk Management in Orthodontics. Guia do Especialista para a Erro de Prática. Quintessence, 2004, 19-46.

2. Ogaard B, Rolla G, Arends J. Aparelhos ortodônticos e desmineralização do

esmalte. Parte 1. Desenvolvimento da lesão. Am J Orthod Dentofacial Orthop 1988;94:68-73.

3. Zachrisson BU, Zachrisson S: Incidência de cáries e higiene oral durante o tratamento ortodôntico. Scand J Dent Res 1971; 79: 394-401.

4. Zachrisson BU: Uma avaliação pós-tratamento da colagem direta em ortodontia. Am J Orthod Dentofacial Orthop 1977; 71:173-189.

5. Machen D E. Legal aspects of orthodontic practice: risk management concepts (Aspectos legais da prática ortodôntica: conceitos de gestão de risco). Am J Orthod Dentofacial Orthop 1991;100: 93-94.

6. Bishara SE, Ostby AW. Lesões de manchas brancas: Formação, prevenção e tratamento. Semin Orthod 2008; 14: 174-182.

7. Fejerskov O, Nyvad B, Kidd EAM. Manifestações clínicas e histológicas da cárie dentária. In: Fejerskov O, Kidd EAM, editores Dental caries: the disease and its clinical management. Copenhaga, Dinamarca: Blackwell Munksgaard; 2003.71-99.

8. Tufekci E, Mirrill TE, Pintado MR, et al. Perda de esmalte associada à remoção de adesivo ortodôntico em dentes com lesões de manchas brancas: um estudo in vitro. Am J Orthod Dentofacial Orthop 2004;125: 733-740.

9. Tufekci E, Mirrill TE, Pintado MR, et al. Perda de esmalte associada à remoção de adesivo ortodôntico em dentes com lesões de manchas brancas: um estudo in vitro. Am J Orthod Dentofacial Orthop 2004;125:733-740.

10. Chapman et al Factores de risco para a incidência e gravidade das lesões de manchas brancas durante o tratamento com aparelhos ortodônticos fixos Am J Orthod Dentofacial Orthop 2010;138:188-94.

11. Arhun N, Arman A, Cehreli SB, et al. Microinfiltração por baixo de brackets metálicos e cerâmicos colados com um sistema adesivo convencional e um sistema adesivo antibacteriano. Angle Orthod 2006; 76:1028-1034.

12. Artun J, Brobakken B. Prevalência de manchas brancas cariosas após tratamento ortodôntico com aparelhos multibonded. Eur J Orthod 1986;8:229-34.

13. Zachrisson BU. Procedimentos de aplicação de flúor na prática ortodôntica, conceitos actuais. Angle Orthod 1975;45:72-81.

14. Joshua A. Chapman, W. Eugene Roberts, George J. Eckert, Katherine S. Kula e Carlos Gonza' lez-Cabezas. Risk factors for incidence and severity of white spot lesions during treatment with fixed orthodontic appliances Am J Orthod Dentofacial Orthop 2010;138:188-94.

15. Mizrahi E. Distribuição da superfície das opacidades do esmalte após tratamento ortodôntico. Am J Orthod 1983;84:323-31.

16. Arhun N e Arman A. Efeitos da Mecânica Ortodôntica no Esmalte dos Dentes: Uma Revisão Semin Orthod 2007;13:281 -291.

17. Mitchell L. Descalcificação durante o tratamento ortodôntico com aparelhos fixos. Br J Orthod 1992;19:199-205.

18. Gwinnett JA, Ceen F. Distribuição da placa bacteriana em brackets colados: um estudo ao microscópio eletrónico de varrimento. Am J Orthod 1979;75:667-677.

19. Fournier A, Payant L, Bouchin R. Adesão de Streptococcus mutans a brackets ortodônticos. Am J Orthod Dentofacial Orthop 1998;114:414-417.

20. Zachrisson BU, 0ystein S, Ho'ymyhr S. Fissuras de esmalte em dentes descolados, desbastados e não tratados ortodonticamente. Am J Orthod. 1980;77:307-319.

CAPÍTULO 4. EFEITO DELETÉRIO NA ESTRUTURA RADICULAR

A alta frequência de reabsorção radicular apical induzida ortodonticamente tem sido relatada em estudos histológicos, e as reações teciduais estão bem documentadas. Em estudos clínicos radiográficos, a frequência relatada varia. A reabsorção radicular extensa pode ter sequelas indesejáveis, como a mobilidade do dente e a perda de osso de suporte. Uma estratégia para minimizar a reabsorção deve ser considerada e um plano de acompanhamento deve ser estabelecido antes do tratamento ortodôntico. A estratégia inclui a avaliação do risco de reabsorção radicular antes do tratamento e numa fase pré-determinada no início do tratamento. As reabsorções detectadas precocemente devem ser acompanhadas e documentadas no final do tratamento.

Bates (1856) foi a primeira pessoa a discutir a reabsorção radicular em dentes permanentes. O primeiro estudo de reabsorção radicular apical associado a procedimentos ortodônticos foi relatado por Ottolengui em 1914. No entanto, foi um relatório sobre reabsorção radicular apical feito por Ketcham, em 1927, seguido por outro em 1929, que chamou a atenção da profissão ortodôntica. Ele relatou que a incidência de reabsorção radicular em indivíduos normais variava de 1% a 5%, enquanto que em pacientes ortodônticos a incidência de reabsorção radicular subia para 21%. Desde então, vários estudos têm sido realizados para determinar os vários factores associados à reabsorção radicular.

CLASSIFICAÇÃO DA REABSORÇÃO RADICULAR: -

I) Segundo SHAFER, HINE E LEVY, a reabsorção da raiz ocorre em muitas circunstâncias para além do processo normal associado à queda dos dentes decíduos. A reabsorção da raiz pode ocorrer tanto na superfície externa como na superfície interna da raiz. A reabsorção radicular é principalmente de dois tipos,

1) Reabsorção radicular externa.

2) Reabsorção radicular interna.

1) REORÇÃO EXTERNA DA RAIZ: - Esta reabsorção ocorre principalmente como

resultado de uma reação tecidular nos tecidos periodontais ou pericoronários.

Seguem-se algumas condições: -

A. Inflamação periapical

B. Reimplantação de dentes

C. Tumores ou quistos

D. Forças mecânicas ou oclusais excessivas

E. Impactação dos dentes

F. Idiopático.

Três tipos de reabsorção radicular externa originalmente apresentados por Andreasen:-

i) REABSORÇÃO SUPERFICIAL: -

A reabsorção superficial é um processo auto-limitado, geralmente envolvendo pequenas áreas de contorno seguidas de reparação espontânea a partir de partes adjacentes intactas do ligamento periodontal. A reabsorção radicular após tratamento ortodôntico é uma reabsorção superficial.

ii) REABSORÇÃO INFLAMATÓRIA: -

Na reabsorção inflamatória, a reabsorção radicular ocorre inicialmente até aos túbulos dentinários de um tecido pulpar necrótico infetado ou de uma zona leucocitária infetada.

A reabsorção inflamatória está relacionada com a presença de células multinucleadas que colonizam a superfície cementária mineralizada ou desnudada. Existem dois tipos de reabsorção inflamatória.

a) REABSORÇÃO INFLAMATÓRIA TRANSITÓRIA,

Ocorre quando a estimulação da lesão é mínima e durante um curto período de tempo. Este defeito não é normalmente detectado radiograficamente e é reparado por um tecido semelhante ao cemento.

b) REABSORÇÃO INFLAMATÓRIA PROGRESSIVA,

Quando o estímulo para o dano é por um período mais longo, ocorre a anquilose. A anquilose é o resultado de uma extensa necrose do ligamento periodontal com formação de osso numa área desnudada da superfície da raiz. Uma vez que o dente se torna parte do osso, o processo normal de remodelação conduzirá gradualmente à destruição completa do dente pelo osso.

iii) REABSORÇÃO DE SUBSTITUIÇÃO: -

Na reabsorção de substituição, o osso substitui o material dentário reabsorvido que leva à anquilose. A reabsorção de substituição é raramente observada durante ou após o tratamento ortodôntico.

2) REABSORÇÃO INTERNA: -

De acordo com Shafer, Hine e Levy, a reabsorção interna decorre principalmente da hiperplasia inflamatória da polpa. Esta começa no centro do dente. A causa da inflamação pulpar e da subsequente reabsorção de substâncias dentárias é desconhecida, embora uma exposição cariosa óbvia e uma infeção pulpar acompanhante estejam por vezes presentes.

Clinicamente, a primeira evidência da lesão pode ser o aparecimento de uma área de cor-de-rosa no tecido pulpar vascular hiperplásico que preenche a área reabsorvida e que se mostra através das restantes substâncias dentárias sobrepostas.

De acordo com PROFFIT, o encurtamento das raízes após o tratamento ortodôntico ocorre em três formas distintas que devem ser distinguidas quando se considera a etiologia da reabsorção.

1) REABSORÇÃO RADICULAR GENERALIZADA MODERADA:

2) REABSORÇÃO RADICULAR GENERALIZADA GRAVE:

3) REABSORÇÃO RADICULAR LOCALIZADA GRAVE

Naphtali Brezniak et al. atribuíram três graus de gravidade à reabsorção radicular induzida pela ortodontia:

1. Reabsorção cementária ou superficial com remodelação.

Neste processo, apenas as camadas cementárias externas são reabsorvidas, sendo posteriormente totalmente regeneradas ou remodeladas. Este processo assemelha-se à remodelação do osso trabecular.

2. Reabsorção dentária com reparação (reabsorção profunda).

Neste processo, o cemento e as camadas exteriores da dentina são reabsorvidos e normalmente reparados com material de cemento. A forma final da raiz após este processo de reabsorção e formação pode ou não ser idêntica à forma original.

3. Reabsorção radicular apical circunferencial.

Neste processo, ocorre a reabsorção total dos componentes de tecido duro do ápice da raiz, e o encurtamento da raiz é evidente. É claro que são possíveis diferentes graus de encurtamento apical da raiz.

Quando a raiz perde material apical abaixo do cemento, não é possível a regeneração. A reparação da superfície externa ocorre normalmente na camada cementária. Com o tempo, as arestas vivas podem ser gradualmente niveladas.

Classificação da reabsorção radicular apical:

CLASSIFICAÇÃO DA REABSORÇÃO RADICULAR APICAL: -

Robert W. De Shields (1969), utilizando radiografias periapicais intra-orais, descreveu o seguinte sistema de classificação para a reabsorção radicular apical,

Grau 0Sem reabsorção

Grau 1Possível   reabsorção

Grau 2 Reabsorção definitiva. O contorno apical era definitivamente irregular, mas a raiz não estava encurtada ou embotada.

Grau   3Blindagem apical ligeira   . A redução do comprimento da raiz foi inferior a 3 mm.

Grau 4Branqueamento apical moderado . Reabsorção superior a 3 mm mas inferior a 1/3rd do comprimento da raiz.

Grau 5 Desfocagem severa. Perdeu-se mais de 1/3rd do comprimento original da raiz.

Tipos de reabsorção radicular observados em pacientes ortodônticos. Estes são representados radiograficamente (painel superior) e diagramaticamente (painel inferior) e variam de:

(A) contornos radiculares apicais muito ligeiramente irregulares

(B) ligeiro embotamento apical da raiz

(C) reabsorção radicular apical moderada

(D) reabsorção radicular apical grave

(E) reabsorção radicular lateral

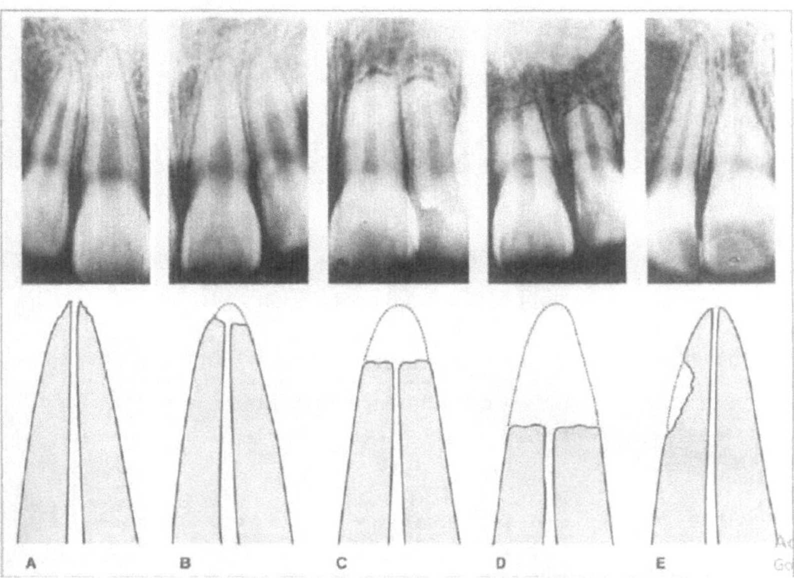

Figura 10. Classificação da reabsorção radicular.

Histopatologia:

Quando os dentes são movimentados ortodonticamente, o ligamento periodontal (PDL) é submetido a forças mecânicas de compressão e tensão. Na direção do movimento dentário, o PDL fica comprimido entre o dente em movimento e o osso alveolar. Em casos de forças pesadas durante longos períodos de tempo, o PDL é lesionado, resultando na formação de tecido hilanizado. Na maioria dos relatos histológicos, o processo de reabsorção está intimamente associado à remodelação do ligamento periodontal, como resultado de sua lesão e necrose. Após a aplicação de força, pode levar de 10 a 35 dias para que as lacunas reabsorvidas apareçam. As primeiras células que aparecem na área necrótica são os macrófagos. Estas células são responsáveis pela reabsorção inicial da camada pré-cementária. Foi demonstrado que estes macrófagos são posteriormente seguidos por células multinucleadas (odontoclastos), que atacam o cemento e eventualmente a dentina. Inicialmente, a remoção do tecido hilanizado também leva à remoção da camada cementoide, que se acredita ser uma camada protetora. Este processo pode deixar uma superfície crua de cemento que pode ser facilmente atacada por odontoclastos.

Foi demonstrado que a penetração inicial das células no pré-cemento/cemento ocorre na periferia da área hilanizada. Foi observado um aumento do número de células gigantes multinucleadas adjacentes a áreas de reabsorção radicular. Kvam foi o primeiro a descrever lacunas de reabsorção penetrando o cemento na dentina em dentes pré-molares humanos. Barber e Sims observaram, ainda, que a reabsorção radicular extensa ocorre com forças pesadas. Mais tarde, Rygh mostrou que a reabsorção radicular é observada principalmente perto da zona hilanizada.

Os odontoclastos são capazes de reabsorver todos os tecidos duros dentários, incluindo o esmalte, ocasionalmente através dos seguintes processos:

- *Descalcificação.*

- *Degradação da matriz.*

- *Transporte de produtos solúveis.*

A reabsorção radicular histológica (RR) apresenta-se normalmente como áreas microscópicas de lacunas de reabsorção nas superfícies radiculares. Setenta e cinco por cento dessas áreas mostram reparação completa com cemento secundário.

A força ortodôntica aplicada aos dentes durante um curto período de tempo pode produzir lacunas de reabsorção na ausência de EARR radiograficamente visível. Um aumento na duração e magnitude da força ortodôntica pode levar a um aumento da incidência de RR, resultando na exposição da dentina radicular subjacente ao cemento danificado. Essa dentina exposta aumenta a probabilidade de ataque osteoclástico e de RRAE, principalmente se o dente for submetido a forças de direções alternadas de forma parafuncional.

Na maioria dos relatos, a reabsorção ocorreu principalmente no terço apical da raiz. Duas possíveis explicações para o aumento da incidência de lacuna de reabsorção no terço apical foram:

1. O fulcro é oclusal à metade apical da raiz e as diferenças na direção das fibras periodontais podem resultar em maiores possibilidades de trauma nos terços apical e médio da raiz.

2. O terço apical é coberto por cemento celular, enquanto os terços médio e gengival são cobertos por cemento acelular. O cemento celular depende de células mais activas e tem mais vasculatura de suporte, o que o torna mais sujeito a reacções de trauma e lesão celular.

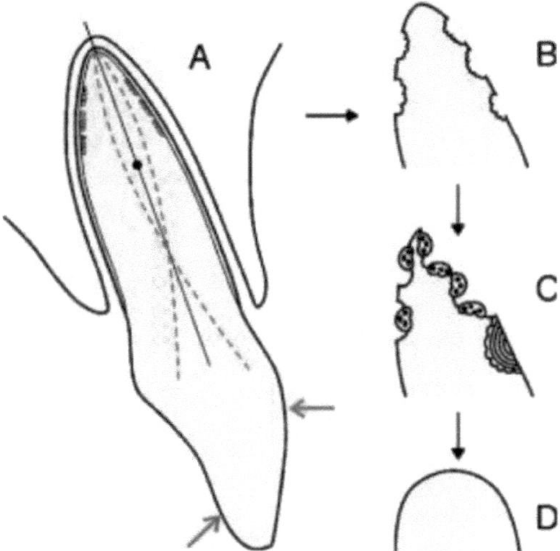

Figura 21. As lacunas de reabsorção radicular que não são reparadas podem causar um sequestro do

ápice, que quando reabsorvido resulta em reabsorção radicular apical externa

Há um aumento do número de vasos sanguíneos em direção ao ápice das raízes. Blaushild e colaboradores avaliaram quantitativamente o sistema vascular no ligamento periodontal relacionado com o cemento ao longo do incisivo do rato. Verificou-se que os vasos sanguíneos ocupavam 47% da área do PDL na metade apical, em comparação com 4% na extremidade incisal. Esta extensa vascularização na metade apical do PDL é consistente com as elevadas exigências metabólicas e a necessidade de amortecimento protetor dos tecidos dentários e periodontais em constante crescimento. Foi sugerido que as diferenças na dureza e no módulo de elasticidade do cemento também podem estar correlacionadas com a quantidade de reabsorção radicular. A dureza e o módulo de elasticidade do cemento do primeiro pré-molar superior humano diminuem gradualmente da região cervical para a região apical, tornando esta região mais suscetível à reabsorção radicular.

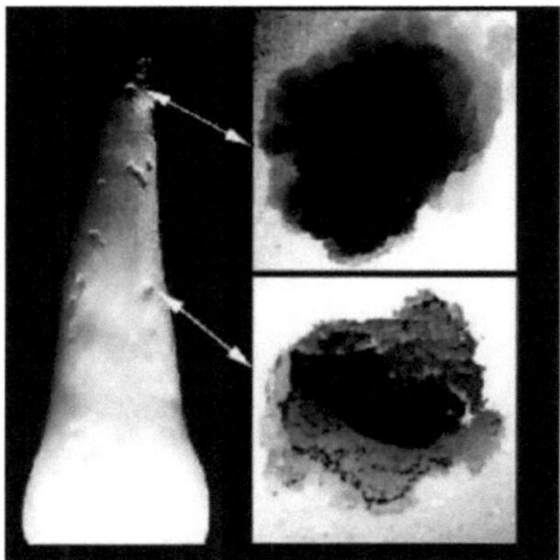

Figura. 12. Lacunas de reabsorção observadas macroscopicamente e microscopicamente.

FACTORES QUE AFECTAM A REABSORÇÃO RADICULAR

Shafer et al enumeraram os vários factores principais que causam a reabsorção radicular dos dentes permanentes:

1) Movimento dentário fisiológico

2) Pressão do dente impactado adjacente

3) Inflamação periapical ou periodontal

4) Implantação ou reimplantação de dentes

5) Traumatismo oclusal contínuo

6) Tumores ou quistos

7) Distúrbios metabólicos ou sistémicos

8) Problemas funcionais ou comportamentais locais

9) Tratamento ortodôntico

10) Factores idiopáticos.

Newman resumiu as seguintes características comuns a várias situações que levam à reabsorção radicular:

1) Aumento da pressão (erupção dentária, tumor)

2) Danos nos tecidos da membrana periodontal (mecânicos, químicos, térmicos)

3) Aumento da irrigação sanguínea (hiperemia associada a certos tipos de inflamação, hipertrofia, epúlides)

4) Infeção pulpar/periodontal.

5) Predisposição individual (doenças sistémicas, distúrbios endócrinos).

6) A proximidade do ápice da raiz com o córtex palatino tem sido associada à reabsorção radicular apical. Kaley e Phillips concluíram que o risco de reabsorção radicular apical clinicamente significativa aumentava 20 vezes quando os incisivos superiores estavam muito próximos da placa cortical lingual ou vestibular.

Naphtali Brezniak, Atalia Wasserstein descreveram os seguintes factores responsáveis pela reabsorção radicular,

I) FACTORES BIOLÓGICOS: -

1) Suscetibilidade individual

2) Genética

3) Factores sistémicos

4) Nutrição

5) Idade cronológica

6) Idade dentária

7) Género

8) A presença de reabsorção radicular antes do tratamento ortodôntico

9) Hábitos

10)   Estrutura do dente

11)   Dentes previamente traumatizados

12)   Dentes tratados endodonticamente

13)   Densidade óssea alveolar

14)   Tipos de má oclusão

15)   Vulnerabilidade específica do dente à reabsorção radicular

II)FACTORES MECÂNICOS

1) Aparelhos ortodônticos: -

A.Fixo versus amovível

B.Begg versus edgewise

C.Ímanes

D.Elásticos intermaxilares

2) Extração versus não extração

3) Extracções em série

4) Outros aparelhos

5) Tipos de movimentação dentária ortodôntica

6) Força ortodôntica

7) Força contínua versus força intermitente

8) Traumatismo oclusal

9) A extensão do movimento dentário

III) FACTORES BIOLÓGICOS E MECÂNICOS:-

1) Duração do tratamento

2) Recaída

3) Reabsorção radicular após remoção do aparelho

IV) OUTRAS CONSIDERAÇÕES: -

1) Vitalidade dos dentes.

2) Perda de osso da crista e estabilidade dentária.

I. FACTORES BIOLÓGICOS:

1) SUSCEPTIBILIDADE INDIVIDUAL:

Este é considerado um fator importante na determinação da reabsorção radicular com ou sem tratamento ortodôntico. Este potencial existe nas raízes decíduas e permanentes de todas as pessoas, em diferentes graus e em diferentes dentes.

Os sinais metabólicos que geram alterações na relação entre a atividade osteoblástica e osteoclástica incluem as hormonas, o tipo de corpo e a taxa metabólica. Estes podem modificar o metabolismo celular específico e o padrão de reação da pessoa à doença, ao trauma e ao envelhecimento. É razoável supor que distúrbios ou peculiaridades nessa interação possam explicar a tendência individual à reabsorção radicular acentuada.

2) GENÉTICA:

Riyad et al descobriram que o polimorfismo IL-1B é responsável por 15% da variação total da EARR dos incisivos superiores. As pessoas homozigóticas para o alelo 1 do gene IL-1B apresentaram um risco 5,6 vezes maior de EARR superior a 2 mm em comparação com as pessoas que não são homozigóticas para o alelo 1 do gene IL-1B. Os dados indicam que o alelo 1 no gene IL-1B, conhecido por diminuir a produção da citocina IL-1 in vivo, aumenta significativamente o risco de EARR. Estes resultados são consistentes com uma interpretação da EARR como uma condição complexa influenciada por muitos factores, com o gene IL-1B a contribuir com uma predisposição importante para este problema comum. A definição das contribuições genéticas para a RRAE é um fator importante para a compreensão da contribuição dos factores ambientais, como os hábitos e a biomecânica terapêutica.

3) FACTORES SISTÉMICOS:

Becks sugeriu que os problemas endócrinos, incluindo hipotiroidismo, hipopituitarismo, hiperpituitarismo e outras doenças, estão relacionados com a reabsorção radicular. Na década de 1940, foi relatado que uma deficiência da hormona da tiroide poderia levar a uma reabsorção radicular generalizada, sendo sugeridos suplementos ocasionais de tiroide para os doentes ortodônticos como forma de prevenir esta situação, mas a maioria dos doentes com reabsorção radicular generalizada não tem problemas endócrinos.

Goldie R.S., King G.J sugeriram que a hormona paratiroide desempenha um papel importante no metabolismo ósseo, mas são necessários níveis baixos de cálcio para que ocorra a reabsorção radicular. Os iões de cálcio desempenham um papel importante na mediação dos efeitos de estímulos externos (força, hormonas) nas suas células alvo.

Linge e Linge sugeriram que o desequilíbrio hormonal não causa mas influencia a reabsorção radicular.

4) NUTRIÇÃO:

Marshall sugeriu que a má nutrição pode causar reabsorção radicular. Becks demonstrou a reabsorção radicular em animais privados de cálcio e vitamina D na dieta. Linge e Linge sugeriram que o desequilíbrio nutricional não é um fator importante na reabsorção radicular durante o tratamento ortodôntico.

5) IDADE CRONOLÓGICA:

Todos os tecidos envolvidos no processo de reabsorção radicular apresentam alterações com a idade. A membrana periodontal torna-se menos vascular, aplástica e estreita, o osso torna-se mais denso, avascular, aplástico e o cemento torna-se mais largo. Estas alterações reflectem-se numa maior suscetibilidade à reabsorção radicular observada nos adultos.

As estruturas periodontais dos adultos, particularmente as placas ósseas labial e lingual, são compostas por um tecido ósseo lamelar denso com espaços medulares relativamente pequenos. Existe osso esponjoso nas áreas interseptais. Este facto leva à conclusão de que o movimento dentário na direção mesiodistal dentro do "canal alveolar" é mais favorável do que na direção labiolingual.

O terço apical da raiz está mais firmemente ancorado em adultos do que em pacientes jovens. Por isso, quando um dente adulto é inclinado numa distância curta, há comparativamente pouco movimento do terço apical da raiz. Por outro lado, se a inclinação for prolongada, o dente começará a atuar como uma alavanca de dois braços. Pode ocorrer reabsorção apical e destruição frequente da parede óssea alveolar.

A relação entre a reabsorção radicular, o tratamento ortodôntico e a idade do paciente foi investigada por Stenvik A, Shafer W.G et al, Dougherty et al, Kennedy DB et al. A maioria encontrou uma correlação elevada, apenas alguns (Massler e Malone, Mcfadden) não mostraram qualquer relação. Massler e Malone afirmaram que a reabsorção radicular aumenta com a idade, mesmo sem tratamento ortodôntico. . Sameshima e Sinclair afirmaram que os pacientes adultos apresentavam mais reabsorção do que as crianças apenas no segmento anterior da mandíbula.

Factores como as características do ligamento periodontal e as adaptações musculares às alterações oclusais podem ser favoráveis em pacientes jovens. Também encontraram mais reabsorção quando o tratamento foi iniciado depois dos 11 anos de idade.

Henry, Weinman J.P , Linge e Linge , atribuíram as numerosas lacunas e menos zonas de reparação na população adulta a uma maior suscetibilidade radicular e a intervalos aplásticos mais longos entre a reabsorção e a aposição.

6) IDADE DENTAL:

Durante o crescimento, o desenvolvimento da raiz pode ser afetado pelo movimento do dente; a dilaceração diminui o comprimento esperado da raiz e a reabsorção da raiz.

A dilaceração e o atrofiamento podem ser o resultado final da deflexão da bainha de Hertwig no dente em desenvolvimento durante o movimento dentário.

Rosenberg HN relatou que o tratamento aumentou a incidência de dilaceração de 24% para 33%. Esta incidência é maior nos caninos do que nos pré-molares. As raízes parcialmente formadas parecem se desenvolver normalmente durante o tratamento no decorrer do período de crescimento rápido e, portanto, mostraram menor incidência de reabsorção radicular. Linge e Linge encontraram uma perda média de 0,5mm de comprimento de raiz em dentes desenvolvidos que foram tratados ortodonticamente.

7) GÉNERO:

Estudos efectuados por Massler, Malone ;Rennky et al; Sameshima e Sinclair não mostraram qualquer correlação entre o género e a reabsorção radicular.

8) A PRESENÇA DE REABSORÇÃO RADICULAR ANTES DO TRATAMENTO ORTODÔNTICO:

Existe uma correlação elevada entre as duas situações. Goldesen L, Hensikson relataram que, nestes casos, a incidência de reabsorção radicular aumentou de 4% para 77% após o tratamento.

9) HÁBITOS:

O roer das unhas e o impulso da língua associados à mordida aberta e ao aumento da pressão da língua têm sido relacionados com o aumento da reabsorção radicular. De acordo com Harris e Butler, casos de mordida aberta mostraram a presença de reabsorção radicular.

10) ESTRUTURA DENTÁRIA:

Oppenheim descobriu que a forma desviada da raiz é mais suscetível à reabsorção radicular pós-ortodôntica. Levander E, Malmgren O; Sameshima e Sinclair mostraram que os dentes com raízes anormais (em pipeta, pontiagudas) tinham uma tendência significativamente maior para a reabsorção radicular. A raiz em forma de pipeta demonstrou ser a mais suscetível. Não existe prova direta da razão pela qual uma forma anormal de raiz se reabsorveria mais facilmente; no entanto, o processo desviante que causou a forma anormal em primeiro lugar é uma forte possibilidade de tornar o dente mais suscetível à reabsorção radicular.

11) DENTES PREVIAMENTE TRAUMATIZADOS:

Philips JR e Andreasen JO afirmaram que dentes traumatizados podem apresentar reabsorção radicular sem tratamento ortodôntico. Os dentes com reabsorção radicular prévia são mais sensíveis a uma maior perda de material radicular. A perda média de raiz para pacientes com trauma após tratamento ortodôntico foi de 1,07 mm, comparada com 0,64 mm para dentes não traumatizados. Malmgren O et al descobriram que os dentes traumatizados sem sinais prévios de reabsorção não reabsorvem mais do que os dentes não traumatizados.

12) DENTES TRATADOS ENDODONTICAMENTE:

Wickwire A et al relataram uma maior frequência e gravidade da reabsorção radicular em dentes tratados endodonticamente. No entanto, Reitan, Remington DN et al, sugeriram que o aumento da dureza e densidade da dentina tornou os dentes tratados endodonticamente mais resistentes à reabsorção radicular. De acordo com Steven W. Spurrier et al, os incisivos tratados endodonticamente reabsorvem com menor frequência e severidade do que os incisivos vitais.

13) DENSIDADE ÓSSEA ALVEOLAR:

Becks, Tagger relacionou o aumento da reabsorção com a arquitetura óssea resultante de desequilíbrios hormonais e nutricionais durante o crescimento.

Remmelnick HJ , Goldie RS e Reitan K descobriram que o osso alveolar mais denso era mais propenso à reabsorção radicular induzida ortodonticamente.

Wainwright demonstrou que a densidade óssea afecta o movimento dentário, mas não tem qualquer relação com a extensão da reabsorção.

De acordo com Ten Hoeve, Hall, o contacto direto entre o osso cortical e a superfície da raiz pode precipitar a reabsorção radicular, especialmente durante a segunda fase do tratamento de Begg.

14) CLASSIFICAÇÃO DA MÁ OCLUSÃO:

Vonder não encontrou correlação entre a reabsorção radicular e a classificação da má oclusão. Linge e Linge também referiram que a reabsorção radicular não estava relacionada com a sobressaliência e a sobremordida.

Tulin Taner et al estudaram a reabsorção radicular apical após a terapia de extração em pacientes com má oclusão de classe I e classe II e descobriram que havia uma média de aproximadamente 1 mm de encurtamento radicular apical em pacientes de classe I, enquanto os pacientes de classe II divisão 1 mostraram um encurtamento radicular médio de mais de 2 mm.

Edward F. Harris et al. avaliaram o padrão de reabsorção das raízes dos incisivos antes e depois da correção ortodôntica em casos com mordidas abertas anteriores. Numa série de 32 adolescentes com mordidas abertas, as raízes dos incisivos centrais superiores permanentes eram significativamente mais curtas e apresentavam graus mais elevados de reabsorção periapical do que uma série equivalente com mordidas profundas antes do tratamento. Ambas as séries registaram uma reabsorção discernível durante o tratamento com banda total, mas em graus comparáveis. No entanto, após o tratamento ativo, a série com mordida aberta apresentou graus de reabsorção significativamente maiores.

15) VULNERABILIDADE ESPECÍFICA DO DENTE À REABSORÇÃO RADICULAR:

Diferentes dentes têm diferentes tendências para a reabsorção radicular. De acordo com Philips JR, Reitan K, os incisivos superiores são os mais afectados, porque durante o tratamento ortodôntico a extensão do movimento destes dentes é geralmente maior do que a de outros dentes devido à má oclusão, função e estética. A sua estrutura radicular e a relação com o osso e o ligamento periodontal tendem a transferir as forças principalmente para o ápice. De um modo geral, é consensual que os dentes mais susceptíveis à reabsorção radicular são os laterais maxilares, os centrais maxilares, os incisivos mandibulares, seguidos da raiz distal do primeiro molar mandibular, dos segundos pré-molares mandibulares e dos segundos pré-molares maxilares.

Os incisivos laterais maxilares são mais propensos à reabsorção radicular porque,

- Apresenta a taxa mais elevada de formas anormais de raízes.

- As anomalias de desenvolvimento, como o dens invaginatus, são mais frequentemente observadas na região dos incisivos laterais.

- O canino em erupção reabsorve frequentemente a raiz do incisivo lateral na direção palatina.

- A raiz dos incisivos laterais é mais delgada e é frequentemente deslocada mesialmente se a pré-maxila for subdesenvolvida. Se o planeamento do tratamento exigir um movimento corporal distal do segmento anterior, o incisivo lateral sofre um movimento significativo em todos os três planos do espaço.

Segundo Graber, a raiz que mais frequentemente reabsorve após o tratamento ortodôntico é a do incisivo lateral superior. Esta é ocasionalmente uma raiz pequena e está frequentemente localizada numa posição lingual. Alinhar esse dente forçando um arco retangular para encaixar o braquete pode ser eficaz mecanicamente, mas a força pode ser muito forte para o tecido. Quando a zona hialinizada tiver sido minada, o ápice será forçado contra o osso alveolar e o resultado será uma reabsorção radicular bastante extensa.

II)FACTORES MECÂNICOS

1) APARELHOS ORTODÔNTICOS:

É frequente afirmar-se que o grau de lesão radicular é um efeito secundário do aparelho utilizado.

A) FIXO VERSUS AMOVÍVEL:

Stuteville sugeriu que as forças de deslocação causadas pelos aparelhos removíveis são mais prejudiciais. No entanto, Linge e Linge concluíram que os aparelhos fixos são mais prejudiciais para a raiz.

B)BEGG VERSUS EDGEWISE:

E.M.L'abee e Sanderi (1985) investigaram a reabsorção radicular dos incisivos superiores durante o tratamento de Begg. O incisivo central direito foi escolhido porque parece ser um dos dentes mais susceptíveis à reabsorção e é um dos dentes mais fáceis de estudar. Os sujeitos foram 48 pacientes (16 Classe I, 30 Classe II e 2 Classe III) tratados com a técnica de Begg. Os resultados do estudo foram expressos como redução do comprimento dos dentes por fase de tratamento em milímetros e em percentagem (a redução média do comprimento em relação ao comprimento total do dente). Os autores encontraram significativamente mais reabsorção no primeiro estágio da técnica de Begg do que no segundo estágio ou no período de retenção e menos reabsorção no segundo estágio do que no terceiro estágio. A quantidade de reabsorção no estágio I não diferiu significativamente da encontrada no estágio III. No entanto, quando os valores médios foram comparados, parecia haver mais reabsorção no estágio I do que no estágio III.

Kinella P afirmou que a técnica de Begg com fio leve causa menos reabsorção radicular do que a técnica edgewise.

Ten Hoeve , Hall A, Remmelnick documentaram a reabsorção da raiz do incisivo durante a terceira fase de Begg. Malmgren et al sugeriram que não há diferença entre as duas técnicas. McNab et al afirmaram que os aparelhos de Begg aumentaram a incidência de reabsorção radicular em 2 a 3 vezes quando comparados com casos tratados com aparelhos edgewise

C)PADRÃO NO SENTIDO DO BORDO VERSUS FIO RECTO NO SENTIDO DO BORDO:

Maria Mavragani, Andrea Vergariet et al fizeram uma comparação radiográfica da reabsorção radicular apical após tratamento ortodôntico com uma técnica edgewise padrão e uma técnica edgewise de fio reto e descobriram que a técnica padrão mostrou significativamente mais reabsorção radicular apical do que o grupo edgewise de fio reto, particularmente nos incisivos centrais.

D) ÍMÃS:

Blechman AM et al e Rawata T sugeriram que um aumento da força à medida que o espaço se fecha com o tempo pode estimular uma resposta mais fisiológica dos tecidos e, assim, diminuir o potencial de reabsorção radicular.

E) ELÁSTICOS INTERMAXILARES:

Linge e Linge descobriram que houve um aumento na reabsorção da raiz com o uso de elásticos de classe II e sugeriram que as forças de sacudidela, o resultado da função combinada com elásticos, são responsáveis pela reabsorção da raiz do incisivo. Os elásticos de classe III usados para a preparação da ancoragem aumentaram a reabsorção da raiz distal do molar mandibular.

F) EXTRACÇÃO VS. SEM EXTRACÇÃO: -

Embora alguns estudos não tenham concluído que o padrão de extração afecta a reabsorção radicular, Sameshima e Sinclair determinaram o contrário. Descobriram que os pacientes que foram submetidos a um tratamento de extração de quatro primeiros pré-molares tinham mais reabsorção radicular do que os pacientes que foram tratados sem extração. Outros padrões de extração, como quatro segundos pré-molares e extracções assimétricas, também mostraram maior reabsorção radicular. Surpreendentemente, os doentes com padrões de extração apenas dos primeiros pré-molares superiores não apresentaram níveis de reabsorção radicular significativamente diferentes dos do grupo sem extração.

2) EXTRACÇÕES EM SÉRIE:

Kennedy JB afirmou que as extracções em série sem o tratamento ortodôntico complementar proporcionaram a menor reabsorção radicular em comparação com a extração em série com terapia de aparelhos fixos.

3) OUTROS APARELHOS:

Hill FJ relatou reabsorção radicular grave com expansão rápida da maxila com tração cervical. Vardimon et al relataram reabsorção radicular externa com expansão palatina.

4) TIPO DE MOVIMENTO ORTODÔNTICO:

Ketcham, Hemley S, Linge e Linge, McFadden et al, afirmaram que provavelmente a intrusão é a mais prejudicial para a raiz, mas a inclinação, o torque, o movimento corporal e a expansão palatina também podem estar implicados.

De acordo com Reitan, a distribuição da tensão ao longo das raízes durante o movimento corporal é menor do que a sua concentração no ápice resultante da inclinação. Por conseguinte, o risco de reabsorção radicular é menor no movimento corporal.

5) FORÇA ORTODÔNTICA:

Harry e Sims verificaram que a distribuição das lacunas reabsorvidas estava diretamente relacionada com a quantidade de tensão na superfície radicular e que a taxa de formação de lacunas era mais rápida com o aumento das forças aplicadas. Concluíram que uma maior tensão provoca mais reabsorção. Schwartz afirmou que as forças aplicadas que excedem o nível ótimo de $20\text{-}26gm/cm^2$ causam isquemia periodontal, que pode levar à reabsorção radicular. Na revisão de vários estudos, concluiu-se que a reabsorção radicular é menor no grupo de força ligeira (25g) do que no grupo de força pesada (225g).

6) FORÇA CONTÍNUA VERSUS FORÇA INTERMITENTE:

Reitan K, Dougherty HL, demonstraram que a pausa no tratamento com forças intermitentes permite que o cemento reabsorvido cicatrize e evita novas reabsorções. De acordo com Ahu Acar et al, a aplicação de forças descontínuas resulta em menos reabsorção radicular do que a força contínua. De acordo com F. Weiland, os dentes tratados com força contínua apresentaram maior quantidade de profundidade, perímetro, área e volume das lacunas de reabsorção do que o grupo de força dissipativa. O estudo de Aras et al afirma que a força intermitente causa menos reabsorção radicular do que a força contínua. A reabsorção radicular diminui independentemente do momento da reativação, quando é feita uma pausa

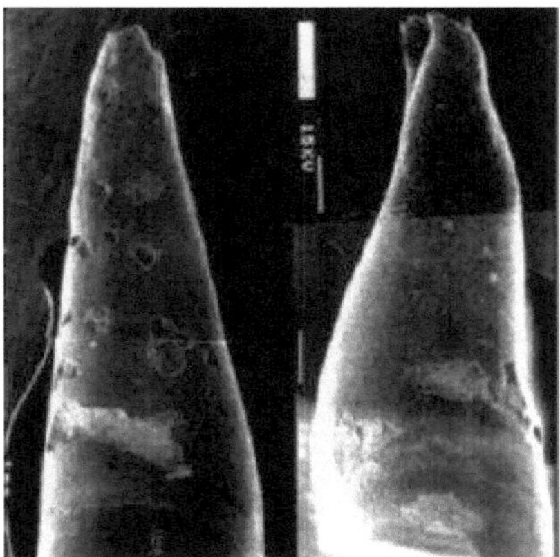

Figura 13. Lado esquerdo mostrando maior quantidade de lacunas de reabsorção que receberam força contínua do que no lado direito que recebeu força descontínua.

7) E TRAUMA OCLUSAL:

As forças de oscilação resultantes do uso de elásticos intermaxilares, aparelhos removíveis activos ou devido a trauma oclusal podem causar reabsorção radicular. As forças oclusais em planos inclinados dentários mal alinhados podem ser um fator que contribui para a reabsorção radicular durante o tratamento ortodôntico

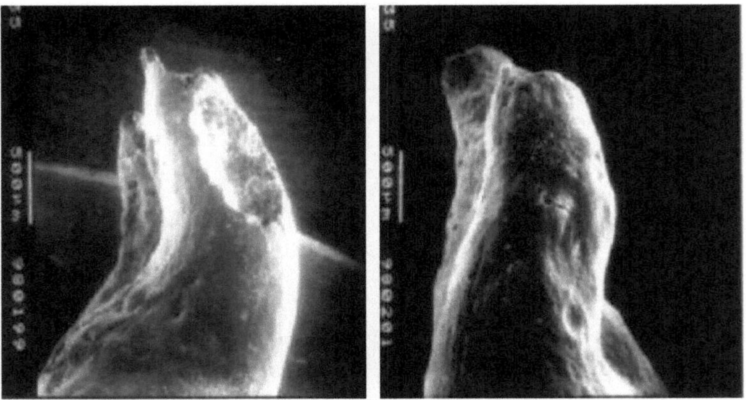

Fig. 14. Maior quantidade de reabsorção radicular apical observada na aplicação de força contínua (esquerda) do que na aplicação de força descontínua (direita).

8) EXTENSÃO DO MOVIMENTO DENTÁRIO:

Philips JR, não encontrou qualquer relação entre a extensão do movimento dentário e a reabsorção radicular. Muitos outros, como Vonder , Sharpe, acreditam que a reabsorção líquida está diretamente relacionada com a extensão do movimento dentário.

III) FACTORES BIOLÓGICOS E MECÂNICOS COMBINADOS:

1) DURAÇÃO DO TRATAMENTO:

De acordo com Reitan K, Sharpe, McFadden, a gravidade da reabsorção radicular é diretamente proporcional à duração do tratamento ortodôntico. Apenas alguns estudos (Philips JR; Kuam E; Vonder Ahe) não apoiaram esse achado. De acordo com Rudolph , 40%, 70%, 80% e 100% dos pacientes em tratamento demonstraram alguma reabsorção radicular após 1,2,3 e 7 anos de tratamento ativo, respetivamente.

De acordo com Stinvik, histologicamente, 34-56% dos dentes examinados apresentaram lacunas reabsorvidas 15-20 dias após o início da movimentação dentária. Goldin relatou que 0,9 mm/ano de perda radicular foi observada durante o tratamento.

2) REABSORÇÃO RADICULAR DETECTADA RADIOGRAFICAMENTE DURANTE O TRATAMENTO:

Levander E Malmgren afirmaram que uma reabsorção ligeira ou um contorno irregular da raiz observados após 6 a 9 meses indicam um risco acrescido de reabsorção radicular adicional. Não foi detectada reabsorção radicular grave no final do tratamento em dentes sem reabsorção após 6 a 9 meses de tratamento.

3) RELAPSE:

Reitan afirmou que as forças da recidiva são suficientemente fortes para causar reabsorção radicular. Ten Hoeve e Mulie acreditam que os dentes são propensos à perda adicional de raízes durante a recidiva, como resultado de forças musculares leves. Sharpe et al encontraram uma maior frequência de reabsorção radicular em pacientes que demonstraram recidiva.

4) REABSORÇÃO RADICULAR APÓS REMOÇÃO DO APARELHO:

Reitan afirmou que a reabsorção ativa adicional dura cerca de uma semana.

De acordo com Henry JL , Reitan K, Reminelnick , a reabsorção radicular clínica associada ao tratamento ortodôntico geralmente cessa quando o tratamento ativo termina. Reitan afirmou que a reabsorção ativa adicional dura cerca de uma semana após a remoção do aparelho, seguida de reparação cementária que dura 5 a 6 semanas de inatividade ortodôntica. Isso corrobora o estudo de Copeland e Green, que mostrou uma perda radicular apical de cerca de 0,1mm. Ghloston L, Mattison G relatam um caso de reabsorção três anos após a remoção do aparelho. Dougherty HL relacionou a reabsorção radicular a outras causas além do próprio tratamento ativo, como trauma oclusal, retentores ativos e outros.

IV) OUTRAS CONSIDERAÇÕES

1) VITALIDADE DOS DENTES:

De acordo com Ketcham, Feiglin R, a vitalidade e a cor dos dentes não se alteram mesmo em casos de reabsorção radicular extensa. Stenvik e Mjor afirmaram que a movimentação ortodôntica dos dentes pode causar distúrbios no fluxo sanguíneo pulpar, raramente, necrose pulpar que não está relacionada à reabsorção radicular.

2) PERDA DE OSSO DA CRISTA E ESTABILIDADE DO DENTE:

A perda de anexos marginais é mais prejudicial do que a perda de uma quantidade equivalente de raiz. De acordo com Kalkwarf et al , 3mm de reabsorção radicular é aproximadamente equivalente a 1mm de perda óssea da crista. Goldin atribui este facto à presença de grandes quantidades de fibras periodontais na zona da crista em comparação com a zona apical.

MEIOS AUXILIARES DE DIAGNÓSTICO:

A deteção precoce da reabsorção radicular durante o tratamento ortodôntico é essencial para identificar os dentes em risco de reabsorção grave. Atualmente, a deteção da reabsorção radicular é obtida através de técnicas radiográficas. De acordo com Naphtali Brezniak e Atalia Wasserstein, as radiografias são normalmente utilizadas como meio de diagnóstico da reabsorção radicular. Várias técnicas radiográficas utilizadas como auxiliares de diagnóstico para avaliar a reabsorção radicular são

1) Ângulo de bissecção periapical.

2) Paralelismo periapical.

3) Ortopantomografia.

4) Cefalograma.

5) Lamiograma.

6) Tomografia computorizada.

No entanto, as radiografias são sensíveis à técnica e só podem detetar a reabsorção depois de 60-70% do tecido mineralizado estar perdido e só fornecem informações bidimensionais que identificam principalmente a alteração apical. Além disso, as radiografias não podem indicar se o processo de reabsorção radicular ainda está ativo. A monitorização do progresso da reabsorção radicular requer uma exposição adicional do paciente à radiação. As lacunas iniciais de reabsorção são pequenas e só podem ser identificadas por métodos histológicos. As áreas de reabsorção radicular induzidas ortodonticamente após 7 semanas de tratamento, verificadas histologicamente, não são visíveis nas radiografias periapicais. Assim, usando radiografia baseada em filme, o diagnóstico é incerto durante os primeiros meses de tratamento. Após 5-6 meses, pode ser efectuado um diagnóstico radiográfico fiável de reabsorção radicular apical.

Um estudo recente de Balducci et al. demonstra a presença de DMP1 e PP no FGC de pacientes submetidos a tratamento ortodôntico. A PP e a DSP são proteínas da matriz não colagénicas específicas da dentina, que se postula estarem envolvidas na mineralização da pré-dentina em dentina, enquanto a DMP1 está presente na dentina, bem como no osso. A dentina sofre deposição contínua ao longo da vida como dentina secundária apenas na superfície pulpar. Por conseguinte, estas proteínas não são regularmente libertadas para o espaço circundante, uma vez que a dentina não sofre o processo de remodelação como no osso. É apenas na presença de reabsorção radicular externa ativa que estas proteínas podem ser libertadas para o espaço do ligamento periodontal. Este pode ser um método molecular alternativo eficaz na avaliação da reabsorção em curso em pacientes ortodônticos activos, identificando e quantificando as proteínas da matriz extracelular associadas à mineralização da dentina, como a proteína 1 da matriz da dentina (DMP1), a fosforina da dentina (PP) e a sialoproteína da dentina (DSP) no fluido crevicular gengival (GCF) de indivíduos submetidos a tratamento ortodôntico.

CONSIDERAÇÕES CLÍNICAS:

De acordo com Naphtali Brezniak e Atalia Wasserstein, os seguintes pontos devem ser considerados clinicamente antes e durante o tratamento ortodôntico,

1) O paciente ou seus pais devem ser informados de que o encurtamento apical da raiz (reabsorção radicular) pode ser uma consequência do tratamento ortodôntico. A sua incidência é altamente imprevisível.

2) Radiografias peripicais:

a) As radiografias periapicais são uma parte importante dos registos ortodônticos completos, como qualquer registo pré-tratamento, e são particularmente úteis para comparar a reabsorção radicular pré-tratamento e pós-tratamento.

b) Uma vez que é impossível prever o início da reabsorção radicular, são indicadas radiografias de controlo periódicas. As radiografias periapicais dos incisivos devem ser efectuadas pelo menos uma vez por ano após a colocação do aparelho.

c) As radiografias pós-tratamento são uma parte essencial dos registos completos para avaliar a integridade do osso/raiz após o tratamento, sobre a qual o paciente deve ser informado.

3) Calendário do tratamento ortodôntico: -

O tratamento ortodôntico deve começar o mais cedo possível, uma vez que há menos reabsorção radicular nas raízes em desenvolvimento e os pacientes jovens apresentam uma melhor adaptação muscular às alterações oclusais. Os adultos têm uma fraca capacidade de adaptação e necessitam de forças mecânicas mais rígidas e duradouras.

4) A força ortodôntica deve ser intermitente e ligeira.

5) Quando a reabsorção radicular é detectada durante o tratamento ativo, os objectivos finais devem ser reavaliados, devendo ser tomada a decisão de terminar o tratamento ou de chegar a um compromisso de tratamento. Quando necessário, as forças aplicadas

devem ser interrompidas e/ou um plano de mordida deve ser usado para desocluir os dentes.

6) Hábitos como roer as unhas ou empurrar a língua devem ser interrompidos, uma vez que foi demonstrado que a reabsorção radicular é mais grave nestes doentes ortodônticos.

7) Todos os tipos de movimentação dentária podem causar reabsorção radicular. Parece que a intrusão é a mais prejudicial.

8) Os traumatismos oclusais e os movimentos bruscos são potencialmente prejudiciais para as raízes, pelo que se sugere que se termine o tratamento com uma oclusão correcta.

9) É essencial reconhecer que a movimentação dentária ortodôntica de rotina pode ter limitações anatómicas e fisiológicas. Se os objectivos do tratamento ultrapassarem essas limitações, poderá ser necessária uma intervenção cirúrgica.

10) Os dentes com raízes reabsorvidas só podem servir de pilares para pontes quando o comprimento da sua raiz excede o comprimento da coroa clínica.

11) O efeito ortopédico na fase inicial do tratamento tem menos potencial destrutivo nas raízes em comparação com o efeito dentoalveolar numa fase posterior do tratamento.

12) Ao escolher os aparelhos de tratamento, o risco de reabsorção radicular deve ser ponderado em função da eficiência do aparelho e dos objectivos individuais do tratamento.

13) O tempo de tratamento deve ser o mais curto possível, respeitando outros princípios importantes.

14) Os dentes traumatizados devem ser tratados com cautela, uma vez que são mais propensos à reabsorção radicular durante o tratamento ortodôntico.

15) O exame médico e os registos de tendências familiares são importantes, especialmente em casos de história de reabsorção radicular grave ou extensa.

16) Se a reabsorção radicular continuar após a remoção do aparelho ou durante a retenção, é aconselhável uma terapia sequencial do canal radicular com hidróxido de cálcio. A obturação com guta-percha é a terapia definitiva apenas após a reabsorção radicular ter cessado.

17) É aconselhável efetuar radiografias da boca inteira quando se recebe um caso de transferência.

ANTES DO TRATAMENTO

CONSIDERAÇÕES GERAIS: -

O paciente/pais devem ser informados sobre o risco de reabsorção radicular como consequência do tratamento ortodôntico. A reabsorção radicular deve ser discutida durante a consulta. Todos os formulários de consentimento informado assinados pelo paciente/pais (e pelo ortodontista) devem descrever especificamente o risco de reabsorção radicular. A regra geral é que é melhor informar cedo do que pedir desculpas mais tarde. Um ortodontista bem treinado pode discutir o princípio do risco e da recompensa, bem como a suscetibilidade individual à reabsorção radicular com o paciente e os pais. É óbvio que, se o ortodontista decidir iniciar o tratamento depois de rever todos os dados relevantes recolhidos, os benefícios estéticos e funcionais esperados superam em muito as pequenas alterações radiculares observadas na maioria dos pacientes.

CONSIDERAÇÕES DE CARÁCTER FAMILIAR: -

Um estudo recente confirmou resultados anteriores sobre a forte associação familiar da reabsorção radicular. Ao tratar um novo paciente cujo irmão próximo foi tratado anteriormente, os ortodontistas devem tentar obter os registos de diagnóstico final, incluindo as radiografias de quaisquer irmãos tratados. A necessidade de registos completos de diagnóstico final é uma questão contínua e não resolvida, uma vez que muitos ortodontistas argumentam que a exposição à radiação após o tratamento é desnecessária. Obviamente, as radiografias de diagnóstico final raramente ajudam o paciente envolvido, mas podem ser inestimáveis no tratamento subsequente dos irmãos. Ao acrescentar a este debate o argumento da prevenção médica familiar/dos irmãos, o ponto de vista "pró-radiografia final" poderia ganhar vantagem. Sameshima e Sinclair relataram recentemente que os pacientes brancos e hispânicos são mais vulneráveis do que os pacientes asiáticos à reabsorção radicular. Uma vez que a transmissão genética atual não é clara, são necessários mais estudos genéticos.

SAÚDE GERAL: -

A condição sistémica do doente deve ser cuidadosamente considerada. Foram registadas apenas algumas publicações relativas a esta questão. Foi recentemente relatado que os pacientes com asma crónica, tanto medicados como não medicados, têm uma incidência aumentada de reabsorção radicular que se limita a um ligeiro embotamento dos molares superiores. Esse achado pode ser resultado da proximidade das raízes com o seio maxilar inflamado e/ou da presença de mediadores inflamatórios nesses pacientes.

GÉNERO: -

A maioria dos estudos não encontrou uma associação consistente entre o género e a reabsorção radicular. Num grupo de pacientes ortodônticos adultos (20 anos de idade), Baumrind et al. encontraram uma maior prevalência de reabsorção radicular em homens do que em mulheres. Em contraste, Kjar encontrou uma maior prevalência de reabsorção radicular em raparigas do que em rapazes.

IDADE: -

Uma vez que todos os estudos recentes, com exceção de dois estudos, não encontraram qualquer relação entre a reabsorção radicular e a idade cronológica, a idade cronológica pode não ser um fator significativo na ocorrência de reabsorção radicular.

A DENTIÇÃO: -

O tratamento ortodôntico não pára o desenvolvimento da raiz. Dentes com formação radicular incompleta no início do tratamento ortodôntico continuam a desenvolver raízes durante o tratamento, mas as raízes atingem um pouco menos do que o potencial de comprimento radicular esperado. Dois procedimentos sequenciais de tratamento ortodôntico, um administrado durante a adolescência e outro administrado mais tarde durante a idade adulta, não só não aumentaram a extensão da reabsorção radicular, mas, curiosamente, diminuíram-na.

Os parâmetros que devem ser avaliados nas radiografias incluem a morfologia da raiz, o tratamento endodôntico, a morfologia óssea, a agenesia, a aplasia, a ectopia e os dentes transplantados. As formas da raiz antes do tratamento, incluindo a morfologia da raiz, devem ser avaliadas com radiografias adequadas. Verificou-se que a invaginação e o taurodontismo são factores de risco para a reabsorção radicular na indução de força. Foi relatado que as laterais normais, bem como as pequenas e em forma de pino, não estão associadas a um maior risco de reabsorção radicular.

Os incisivos tratados endodonticamente são menos vulneráveis à reabsorção radicular quando comparados com dentes normais. No entanto, um estudo em animais demonstrou que os dentes obturados apresentavam maior perda de cemento após a movimentação dentária. A hipodontia ou anodontia parcial coloca os dentes existentes em risco de reabsorção radicular, mas também são relatados dados conflitantes. Achados controversos semelhantes foram relatados para dentes ectópicos. Quando um paciente tem dentes transplantados, os ortodontistas são aconselhados a esperar pelo menos três meses após o transplante antes de exercer força sobre os dentes. No que diz respeito ao risco de reabsorção radicular, os dentes transplantados totalmente assimilados reagem à força ortodôntica de forma comparável à dos dentes normais.

A MÁ OCLUSÃO: -

As más oclusões dentárias e esqueléticas devem ser consideradas com cautela no que respeita à reabsorção radicular. São inúmeros os factores que intervêm no desenvolvimento e tratamento de cada má oclusão. Por isso, não é surpreendente encontrar inúmeras conclusões contraditórias e controversas em estudos recentes e passados. Nenhuma má oclusão é imune à reabsorção radicular.

TRATAMENTO DE ELEIÇÃO: -

Ao longo dos anos, foram realizados inúmeros estudos comparando sistemas de tratamento alternativos, mas ainda é impossível apontar um sistema que reduza ou elimine o fenómeno da reabsorção radicular com um grau de certeza. Nenhuma força ortodôntica pode imitar a força fisiológica natural e inofensiva. Apesar de não ter sido encontrada diferença na reabsorção radicular em níveis de força baixos e altos (50g a 200g), ainda é recomendável não sobrecarregar os dentes com níveis altos de força. Altos níveis de força tendem a aumentar as áreas danificadas no ligamento periodontal, o que pode levar a uma reabsorção radicular mais extensa. O balanço e o movimento causado pela aplicação de elásticos intermaxilares são dois tipos de movimento susceptíveis de aumentar o risco de reabsorção radicular.

DURANTE O TRATAMENTO: -

1) Os novos fios rectangulares de força leve que são utilizados no tratamento como fios iniciais tornaram-se muito populares na última década. De acordo com Proffit e Fields, a utilização destes fios pode aumentar os movimentos de sacudidela durante a primeira fase do tratamento, expondo a raiz a uma maior reabsorção. Por conseguinte, sugere-se que se proceda a este passo inicial com precaução, até que sejam publicados dados mais definitivos.

2) As activações devem ser feitas em intervalos mais longos.

3) Não se chegou a uma conclusão definitiva quanto ao facto de a extração dentária ser um fator importante na ocorrência de reabsorção radicular.

4) Existe uma possível correlação entre a duração do tratamento ativo e a incidência e extensão da reabsorção radicular. Por isso, a duração do tratamento ativo deve ser sempre tida em consideração.

5) Após 6 meses de tratamento, devem ser obtidas radiografias periapicais dos dentes envolvidos no tratamento. Uma vez que os incisivos são os dentes que tendem a ser mais afectados, as alterações na forma das suas raízes podem projetar-se no fenómeno global. Quando a reabsorção radicular é detectada na radiografia periapical de seis meses, o tratamento deve ser interrompido por dois a três meses com arcos passivos. Na verdade, essa sugestão pode ser aplicada a qualquer procedimento ortodôntico extenso, de forma obrigatória. A interrupção do tratamento por três meses numa arcada, enquanto se trabalha na outra, é uma solução prática que pode ser implementada sem alterar o protocolo de tratamento.

6) Quando o tratamento é duradouro, devem ser obtidas radiografias periapicais, com as seguintes considerações. Quando a reabsorção radicular é mínima, o procedimento acima mencionado é suficiente. No entanto, quando é identificada uma reabsorção grave, os objectivos do tratamento devem ser reavaliados com o paciente; por exemplo, as opções de tratamento alternativas podem incluir soluções protéticas para fechar espaços, libertando dentes das arcadas activas, se possível, descolagem em vez de extração e fixação precoce de dentes reabsorvidos. A cirurgia ortognática também pode ser considerada em casos extremos, mas não se pode confiar nela para prevenir a reabsorção radicular.

APÓS O TRATAMENTO: -

1) Os registos finais, incluindo as radiografias, são recomendados e até obrigatórios. Se a reabsorção radicular estiver presente nas radiografias finais, o paciente/pais devem ser informados. Os registos finais e as radiografias serão úteis para o futuro tratamento ortodôntico dos irmãos.

2) Para dentes com reabsorção grave, recomenda-se a realização de exames radiográficos de acompanhamento até que a reabsorção radicular deixe de ser evidente. Em casos de reabsorção extrema, o tratamento endodôntico também pode ser considerado. É de salientar que a reparação cementária ou o fim do processo ativo de reabsorção radicular ocorre naturalmente após a remoção de bandas e brackets.

3) Vários relatórios demonstraram que mesmo os dentes severamente reabsorvidos se estabilizam com o passar dos anos. No entanto, a utilização de tais dentes para fins de pilar deve ser reconsiderada.

4) A retenção de dentes com aparelhos fixos deve ser feita com cautela. O trauma oclusal dos dentes ou segmentos fixos pode levar a uma reabsorção radicular extrema.

Referências:

1. Krishnan V, Davidovitch Z. Reacções celulares, moleculares e ao nível dos tecidos à força ortodôntica. Am J Orthod Dentofacial Orthop 2006;129:469.e1-32.

2. Weltman B, Vig KW, Fields HW, Shanker S, Kaizar EE. Reabsorção radicular

associada à movimentação dentária ortodôntica: uma revisão sistemática.Am J Orthod Dentofacial Orthop 2010;137:462-76.

3. Segal GR, Schiffman PH, Tuncay OC. Meta-análise dos factores relacionados com o tratamento da reabsorção radicular apical externa. Orthod Craniofac Res 2004;7:71-8.

4. Jimenez-Pellegrin C, Arana-Chavez VE. Reabsorção radicular em primeiros prémolares inferiores humanos após rotação, detectada por microscopia eletrónica de varrimento. Am J Orthod Dentofacial Orthop 2004;126: 178-85.

5. Brezniak N, Wasserstein A: Reabsorção radicular inflamatória induzida ortodonticamente. Parte I: os aspectos científicos básicos. Angle Orthod 2002; 72:175-179.

6. Harris EF, Butler ML: Padrões de reabsorção da raiz do incisivo antes e depois da correção ortodôntica em casos com mordidas abertas anteriores. Am J Orthod Dentofacial Orthop 1992. 101:112-119.

7. Beck BW, Harris EF: Apical root resorption in orthodontically treated subjects: analysis of edgewise and light wire mechanics, Am J Orthod Dentofacial Orthop 1994. 105 (4):350-361.

8. Cotsopoulos G, Nanda R: An evaluation of root resorption incident to orthodontic intrusion, Am J Orthod Dentofacial Orthop 1996 109:543-548.

9. VonderAhe G: Postretention status of maxillary incisors with root-end resorption, Angle Orthod 1973. 3:247-255.

10. Remington DN et al: Long-term evaluation of root resorption occurring during orthodontic treatment, Am J Orthod Dentofacial Orthop 1989. 96:43-46.

11. Parker WS: Reabsorção radicular: resultado a longo prazo, Am J Orthod Dentofacial Orthop 1997112:119-123.

12. McNab S, Battistutta D, Taverne A, Symons Al. Reabsorção radicular apical externa após tratamento ortodôntico. Angle Orthod 2000; 70:227-32.

13. Dudic A, Giannopoulou C, Leuzinger M, Kiliaridis S. Deteção de reabsorção radicular apical após tratamento ortodôntico utilizando radiografia panorâmica e tomografia computorizada de feixe cónico de super alta resolução. Am J Orthod Dentofacial Orthop 2009;135:434-7.

14. Tulin Taner, Semra Ciger, Yesin Sencift. Avaliação da reabsorção radicular apical após terapia de extravasamento em indivíduos com más oclusões de classe I e classe II. Eur J Orthod 1999; 21:491-496.

15. Maria Mavragani, Andrea Vergariet, Nils Jorgen, Olav Egil e Per Johan. Uma comparação radiográfica da reabsorção radicular apical após tratamento ortodôntico com a técnica edgewise standard e uma técnica edgewise de fio reto. Eur J Orthod 2000; 22:665-674.

16. F. Weiland. Forças constantes versus forças dissipativas em ortodontia: o efeito no movimento inicial do dente e na reabsorção radicular. Eur J Orthod 2003; 25:335-342.

17. KurolJ, Owman-Moll P, Lundgren D. Reabsorção radicular relacionada com o tempo após a aplicação de uma força ortodôntica contínua controlada. Am J Orthod Dentofac Orthop 1996;110;303-310.

18. Mirabella AD, Artun J. Prevalência e gravidade da reabsorção radicular apical dos dentes anteriores superiores em pacientes ortodônticos adultos. EurJ Orthod 1995; 17:9399.

19. Alexander SA. Níveis de reabsorção radicular associados à mecânica de arco contínuo e arco seccionado. Am J Orthod Dentofac Orthop 1996;110:321-324.

20. Linge L, Linge BO. Características do paciente e variáveis do tratamento associadas à reabsorção radicular apical durante o tratamento ortodôntico. Am J Orthod Dentofacial Orthop 1991;99:35-43.

21.Sameshima GT ,Sinclair PM .Previsão e prevenção da reabsorção radicular: Parte II. Factores de tratamento. Am J Orthod Dentofacial Orthop 2001;119:511-5

CAPÍTULO 5. EFEITOS DELETÉRIOS NA PASTA DE PAPEL

Profitt e Fields afirmaram que "embora as reações pulpares ao tratamento ortodôntico sejam mínimas, provavelmente existe uma resposta inflamatória modesta e transitória dentro da polpa, pelo menos no início do tratamento". Esta última pode contribuir para o desconforto que os pacientes frequentemente sentem durante alguns dias após a ativação dos aparelhos. Há relatos ocasionais de perda de vitalidade dentária durante o tratamento ortodôntico. Normalmente, isso é precedido por um trauma anterior no dente, mas forças ortodônticas mal controladas às vezes são as culpadas. Se um dente é submetido a uma força contínua pesada, ocorre uma sequência de movimentos abruptos, uma vez que a reabsorção subjacente permite incrementos cada vez maiores de mudança, que são capazes de cortar os vasos sanguíneos no seu ponto de entrada. A perda de vitalidade também foi observada quando os dentes incisivos foram inclinados palatina ou labialmente a tal ponto que o ápice da raiz, movendo-se na direção oposta, foi realmente movido para fora do envelope do processo alveolar. Tais movimentos são susceptíveis de induzir danos nos vasos sanguíneos que entram no canal pulpar.

Os resultados dos dados histológicos publicados demonstraram que a polpa dentária é afetada pelo movimento ortodôntico, apresentando reacções pulpares que vão desde a estase vascular circulatória até à necrose.

a. Neuropeptídeos e citocinas inflamatórias

O sistema nervoso sensorial periférico contribui para o desenvolvimento de processos inflamatórios agudos e crónicos através da libertação local de neuropeptídeos. Sabe-se que vários neuropeptídeos diferentes, incluindo SP e CGRP, estão presentes nas fibras nervosas que suprem a polpa dentária e o periodonto em humanos. A SP, um neuropeptídeo sensorial libertado pelas terminações nervosas periféricas durante a inflamação, é capaz de modificar a secreção de citocinas pró-inflamatórias de células imunocompetentes. Também foi relatado que o SP induz a secreção de interleucina (IL) -1β, IL-6 e fator de necrose tumoral (TNF) -α de monócitos. Além disso, foi observada uma alteração na morfologia e no padrão de distribuição de CGRP e SP como resultado do trauma local da polpa, o que pode indicar o seu papel no processo inflamatório associado à lesão e reparação dos tecidos.

Caviedes-Bucheli e colaboradores referiram que as expressões de SP, CGRP e neuroquinina A (NKA) no tecido pulpar dentário humano inflamado eram significativamente mais elevadas quando comparadas com a polpa de controlos saudáveis. Além disso, foi observado que a expressão de CGRP ou SP, ou ambos, aumenta na polpa dentária em resposta ao movimento ortodôntico dos dentes em ratos, gatos e humanos. Norevall e colaboradores sugeriram que esses neuropeptídeos poderiam estar envolvidos na inflamação da polpa dentária no momento da movimentação ortodôntica dos dentes.

Além disso, Kojima e colaboradores relataram que a SP estimulou significativamente a produção de prostaglandina E2 (PGE2) e o ativador do recetor do ligando NF-kappaB (RANKL) pelas células HDPF (Human Dental Pulp Fibroblasts), e o aumento de RANKL causado pela estimulação da SP nas células HDPF foi parcialmente mediado pela PGE2. Em conjunto, todos estes resultados sugerem que as HDPF podem estar ativamente envolvidas no progresso da inflamação no tecido pulpar durante o movimento dentário ortodôntico.

b. Alterações no fluxo sanguíneo pulpar

O sangue que flui através do dente é confrontado com um ambiente único. A polpa dentária está envolta num invólucro rígido e não complacente e a sua sobrevivência está dependente dos vasos sanguíneos que acedem ao interior do dente através do forame apical. Como consequência destas restrições ambientais invulgares, as alterações no fluxo sanguíneo pulpar ou na pressão do tecido vascular podem ter implicações graves para a saúde da polpa dentária.

O papel do sistema vascular na movimentação dentária decorrente da aplicação de forças ortodônticas tem sido estudado por diversos pesquisadores. Observou-se que mesmo pequenas forças de curta duração, ou seja, em torno de 4 horas, podem ser adequadas para evocar respostas celulares. As primeiras investigações morfológicas especularam que o tratamento ortodôntico poderia causar uma diminuição no fluxo sanguíneo para a polpa.

McDonald e Pitt Ford referiram que se verificará uma diminuição inicial que durará aproximadamente 32 minutos, seguida de um aumento (que durará 48 horas) do sangue pulpar

após a aplicação de força ortodôntica. Kvinnsland e colaboradores observaram um aumento substancial no fluxo sanguíneo pulpar em molares de ratos inclinados mesialmente durante 5 dias. Wong e colaboradores também relataram que a simples inclinação de um dente 2 mm para vestibular resultava em um aumento do suprimento vascular para a polpa desse dente.

Com a ajuda de observações histológicas, Mostafa e colaboradores relataram que as forças ortodônticas podem produzir congestão e dilatação dos vasos sanguíneos, juntamente com edema do tecido pulpar. Também foi relatado que o movimento dentário induzido produziu um aumento na densidade do volume vascular, quando comparado com o grupo de controlo às 6 horas.

Reitan e Vanarsdall recomendaram que a força extrusiva para adultos deve ser mantida entre 25 e 30 g para evitar danos pulpares. Por outro lado, Profitt e Fields consideraram que um intervalo de 50 a 75 g de força é a magnitude de força óptima para a extrusão. Mostafa e colaboradores demonstraram que forças extrusivas causavam degeneração da camada odontoblástica devido a distúrbios circulatórios no tecido pulpar humano.

Outros tipos de forças ortodônticas, como a inclinação e o movimento do corpo, se aplicadas em excesso, também são capazes de alterar a taxa de respiração pulpar e romper a camada odontoblástica, resultando em necrose pulpar.

c. Vasodilatação e resposta angiogénica às forças ortodônticas

A angiogénese é a formação de novas estruturas capilares que, em última análise, conduzem à organização de estruturas maiores através de um processo de neovascularização. Encontra-se principalmente no embrião em desenvolvimento, em tecidos em desenvolvimento ou em crescimento, na cicatrização e reparação de feridas e em processos inflamatórios e patológicos que envolvem o crescimento de vasos sanguíneos. A angiogénese é regulada pela interação de numerosas citocinas e factores de crescimento. Entre todos os factores pró-angiogénicos, o fator de crescimento endotelial vascular (VEGF) é considerado o mais essencial para a diferenciação do sistema vascular. Sabe-se também que o fator básico de crescimento dos fibroblastos (FGF-2) estimula a angiogénese in vivo e pensa-se que desempenha um papel importante na neovascularização de tecidos danificados ou traumatizados. Tran-Hung e colaboradores referiram que os fibroblastos da polpa humana expressam tanto FGF-2 como VEGF e sugeriram que estas moléculas exercem os seus efeitos angiogénicos como factores solúveis. A libertação de FGF-2 e VEGF é muito rápida e corresponde bem às alterações patológicas na polpa após a lesão. Após a lesão da polpa, a migração das células progenitoras do odontoblasto para o local da lesão pode necessitar de vasos sanguíneos recém-formados. As células progenitoras de odontoblastos podem ser iniciadas pela secreção de factores de crescimento angiogénicos pelos fibroblastos da polpa dentária. Derringer e colaboradores relataram que houve um aumento significativamente maior no número de microvasos no 5° dia de cultura nos explantes pulpares de dentes tratados ortodonticamente, quando comparados com os explantes pulpares de dentes controle.

Recentemente, Derringer e colaboradores identificaram que os factores de crescimento angiogénico específicos libertados em resposta à aplicação de forças ortodônticas são o VEGF, o FGF-2, o fator de crescimento derivado das plaquetas (PDGF) e o fator de crescimento transformador (TGF). A partir da discussão em curso, fica claro que as forças ortodônticas podem estar envolvidas na estimulação da vasodilatação e da angiogénese nos tecidos da polpa dentária.

d. Influência das forças ortodônticas na resposta pulpar em dentes traumatizados

Vários estudos têm investigado a reação pulpar das forças ortodônticas em dentes traumatizados. Foi relatado que a necrose pulpar é mais frequente quando o tratamento ortodôntico foi realizado em dentes previamente traumatizados, em comparação com dentes não traumatizados.

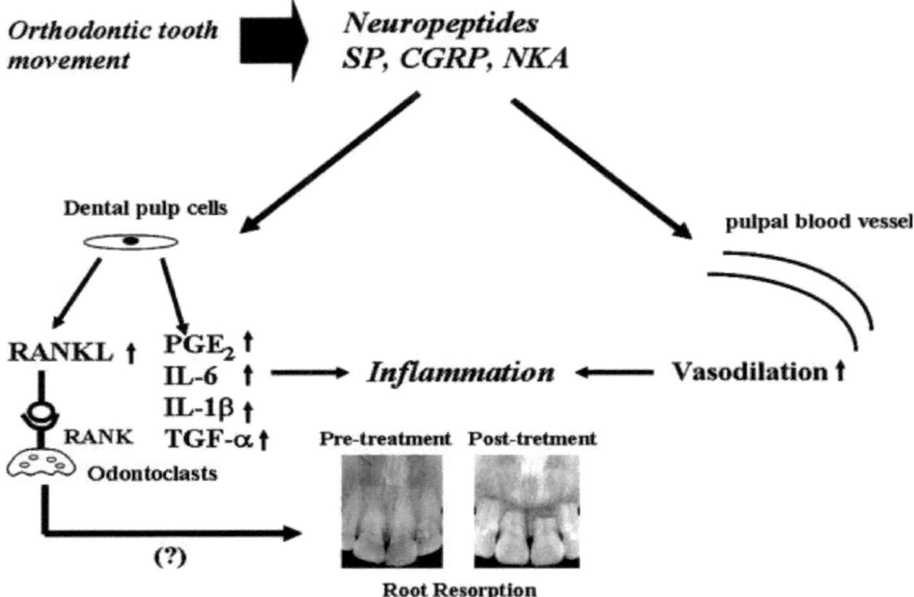

Em conclusão, a força ortodôntica pode induzir alterações pulpares sob a forma de indução de inflamação neurogénica, levando à libertação de neuropeptídeos. Esses neuropeptídeos estão envolvidos na alteração do fluxo sanguíneo pulpar e na liberação de citocinas pró-inflamatórias, levando à inflamação e hiperemia pulpar. Se a força aplicada for excessiva, haverá uma taxa respiratória pulpar anormal e um fluxo sanguíneo alterado ou congestionado, levando a danos iatrogénicos na polpa dentária. Este dano iatrogénico pode variar desde a simples necrose até à reabsorção interna da raiz.

Referências:

1. Vandevska-Radunovic V: Modulação neural das reacções inflamatórias nos tecidos dentários, associadas ao movimento dentário ortodôntico. Uma revisão da literatura. Eur J Orthod 1999. 21:231-247.

2. Han G, Hu M, Zhang Y, Jiang H. Vitalidade da polpa e alterações histológicas na polpa dentária humana após a aplicação de forças ortodônticas intrusivas moderadas e severas. Am J Orthod Dentofacial Orthop 2013;144(4):518-22.

3. Kvinnsland S, Heyeraas K, 0fjord ES. Efeito do movimento dentário experimental no fluxo sanguíneo periodontal e pulpar. Eur J Orthod. 1989;11:200-205.

4. Vandevska-Radunovic V, Kristiansen AB, Heyeraas KJ, Kvinnsland S. Alterações na circulação sanguínea nos dentes e nos tecidos de suporte, associadas ao movimento dentário experimental. Eur J Orthod. 1994;16:361-369.

5. McDonald F, Pitt Ford TR. Alterações do fluxo sanguíneo nos caninos maxilares permanentes durante a retração. Eur J Orthod. 1994;16:1-9.

6. Popp TW, Artun J, Linge L. Resposta pulpar à movimentação dentária ortodôntica em adolescentes: um estudo radiográfico. Am J Orthod Dentofacial Orthop. 1992;101:228-233.

7. Woloshyn H, Artun J, Kennedy DB, Joondeph DR. Reacções pulpares e periodontais ao alinhamento ortodôntico de caninos impactados palatalmente. Angle Orthod. 1994;64:257-264.

8. Aisenberg MS. Alterações teciduais envolvidas nos movimentos dentários ortodônticos. AM J ORTHOD 1948;34:854-9.

9. Anstendig HS, Kronman JH. Um estudo histológico da reação pulpar ao movimento dentário ortodôntico em cães. Angle Orthod 1972;42:50-5.

10. Guevara MJ, McClugage SG, Clark JS. Resposta do sistema microvascular pulpar a forças ortodônticas intrusivas. J Dent Res 1977;56:B243.

11. Guevara MJ, McClugage SG Jr. Efeitos de forças intrusivas sobre a microvasculatura da polpa dentária. Angle Orthod 1980; 50: 129-34.

12. Hamersky PA, Weimer AD, Taintor JF. O efeito da aplicação de força ortodôntica na taxa de respiração do tecido pulpar no pré-molar humano. AM J ORTHOD 1980;77:368-78.

13. Babacan H, Doruk C, Bicakci AA. Alterações no fluxo sanguíneo pulpar devido à expansão rápida da maxila. Angle Orthod 2010;80(6): 1136-40.

CAPÍTULO 6. EFEITO DELETÉRIO NO PERIODONTO

Vários estudos histológicos realizados na década de 1930 por Schwartz, Oppenheim, Stuteville, Skillen e outros revelaram que várias lesões nos dentes e nas estruturas de suporte eram causadas por traumas provocados por forças ortodônticas. Embora a maioria dos defeitos tenha sido considerada reversível ou reparada após a remoção das forças, a restituição de outras lesões foi questionada. Em particular, foi enfatizada a progressão da gengivite para os tecidos subjacentes e a reabsorção da crista alveolar. Vários periodontistas, principalmente com base na experiência clínica, assumiram que a intervenção ortodôntica pode constituir a primeira fase de uma periodontite marginal crónica. Devido à natureza irreversível e progressiva da doença periodontal, mesmo uma ligeira destruição associada à terapia ortodôntica pode tornar-se um fator de grande significado clínico com o avançar da idade. As doenças gengivais e periodontais são influenciadas por uma grande variedade de factores, tais como a resistência do hospedeiro, as características sociais e comportamentais, que afectam os valores de crença e a adesão, respetivamente, a resistência sistémica comprometida (por exemplo, o estado do vírus da imunodeficiência humana), as predisposições genéticas, o nível dentário e, finalmente, as composições quantitativas e qualitativas do biofilme bacteriano (placa dentária) na margem gengival. À medida que novas descobertas na genética molecular e na ciência da virologia e da bacteriologia progridem, surgem quase anualmente aperfeiçoamentos nos conceitos de factores de risco de doença. Assim, cabe ao ortodontista compreender tanto a fisiologia quanto a fisiopatologia dos tecidos fundamentais, bem como dos elementos coronários.

Embora o tratamento ortodôntico melhore os problemas dentários e esqueléticos, a colocação de um aparelho ortodôntico na boca de um paciente está frequentemente associada a alterações nos hábitos de higiene oral e na saúde periodontal. Os aparelhos ortodônticos, assim como os procedimentos mecânicos, são propensos a evocar respostas locais dos tecidos moles na gengiva. A proximidade dos aparelhos ortodônticos com o sulco gengival, o acúmulo de placa bacteriana e os impedimentos aos hábitos de higiene bucal dificultam ainda mais o processo de uma ortodontia salutar e eficiente. Nesta secção, serão apresentadas informações atuais sobre os efeitos clínicos e microscópicos da movimentação dentária ortodôntica sobre os tecidos gengivais durante a terapia com aparelhos fixos, ou sobre os métodos de correção após a remoção dos aparelhos ortodônticos.

Alterações clínicas

A introdução de aparelhos ortodônticos fixos na cavidade oral, sob a forma de bandas ortodônticas e acessórios resinosos, provoca frequentemente uma resposta local dos tecidos moles incompatível com os objectivos de saúde ou de tratamento estético. Os efeitos observados clinicamente após a inserção de aparelhos ortodônticos na cavidade oral podem ser de curto prazo (gengivite crónica, aumento da gengiva) ou de longo prazo (recessão gengival, perda irreversível de inserção, triângulos pretos).

Os efeitos podem ser classificados como:

A. Efeito na gengiva:

1. Gengivite

2. Aumento da gengiva

3. Recessão gengival

4. Triângulos pretos ou aberturas gengivais.

B. Efeito no ligamento periodontal:

1. Perda de ligação

C. Efeito no osso alveolar:

1. Perda óssea alveolar

Alterações microbiológicas e inflamatórias

A mecanoterapia ortodôntica é capaz de alterar qualitativa e quantitativamente a composição da placa bacteriana.

Geralmente, à medida que a placa se acumula, especialmente a nível subgengival, as formas relativamente benignas de cocos Gram-positivos (organismos comensais) cedem ao desenvolvimento de bastonetes Gram-negativos mais patogénicos, espiroquetas, *Prevotella intermedia* e formas móveis que definem o panteão de potenciais agentes patogénicos. O desenvolvimento de um meio patogénico estável faz pender a homeostase hospedeiro-parasita a favor do agente patogénico e manifesta-se como inflamação clínica. Assim, a inflamação gengival é observada em alguns pacientes após a colocação de aparelhos fixos.

Os aparelhos fixos frequentemente invadem o sulco gengival, inibindo a manutenção de uma higiene oral eficaz. Zachrisson e Zachrisson relataram que, mesmo após a manutenção de uma higiene oral aparentemente excelente, os pacientes geralmente apresentam gengivite leve a moderada dentro de 1 a 2 meses após a colocação do aparelho. Essas alterações infecciosas são geralmente quiescentes, sem danos permanentes aos tecidos, com exceção de 10% dos adolescentes, que podem apresentar considerável destruição irreversível do aparelho de inserção periodontal. Esse achado é semelhante ao de Kloehn e Pfeifer, que avaliaram a gengivite pré-tratamento em pacientes ortodônticos prospectivos, com o auxílio do índice periodontal de Russell, e relataram uma prevalência de gengivite de aproximadamente 8%. Quando um aparelho ortodôntico foi colocado, houve uma queda repentina no número de pacientes que conseguiam manter uma excelente higiene oral de 20% para 6,5%. No entanto, uma melhoria dramática na condição gengival foi observada 48 horas após a remoção do aparelho, como indicado por pontuações muito baixas do índice de Russell.

Inflamação gengival

A placa bacteriana é o principal fator etiológico no desenvolvimento da gengivite. Estudos experimentais em animais demonstraram que, na ausência de placa bacteriana, as forças ortodônticas e os movimentos dentários não induzem a gengivite. Após a colocação de um aparelho fixo, nota-se alguma inflamação gengival na maioria dos pacientes, que geralmente é transitória e não leva à perda de inserção.

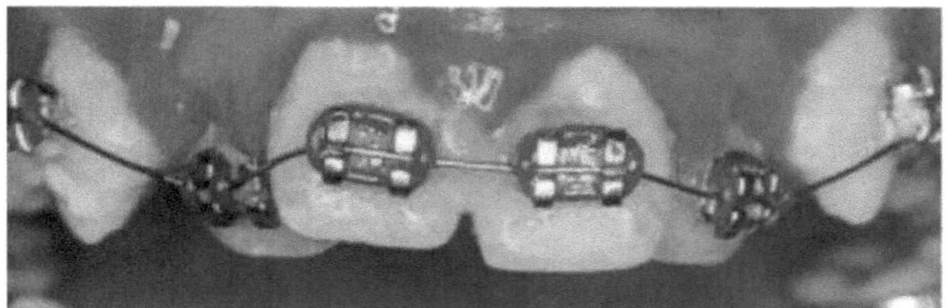

Figura 35. Gengivite observada devido a má higiene oral

A importância do controlo da placa bacteriana e de uma boa higiene oral deve ser salientada ao paciente antes de iniciar o tratamento com o aparelho fixo e deve ser assegurada uma adesão adequada do paciente ao longo do tratamento para evitar a inflamação gengival.

Aumento da gengiva

Um dos problemas mais comuns da gengivite associada ao tratamento ortodôntico é o crescimento excessivo ou hiperplasia gengival. O tecido afetado é geralmente edematoso e pode sangrar quando sondado suavemente.

A primeira revisão sobre o crescimento gengival excessivo apareceu em 1933, no volume 3 do The Angle Orthodontist. Kloehn e Pfeifer avaliaram detalhadamente a natureza e o grau do aumento gengival após a colocação do aparelho ortodôntico. Eles relataram que a incidência média de aumento gengival foi 4 vezes maior ao redor dos dentes posteriores em comparação com os incisivos e caninos.

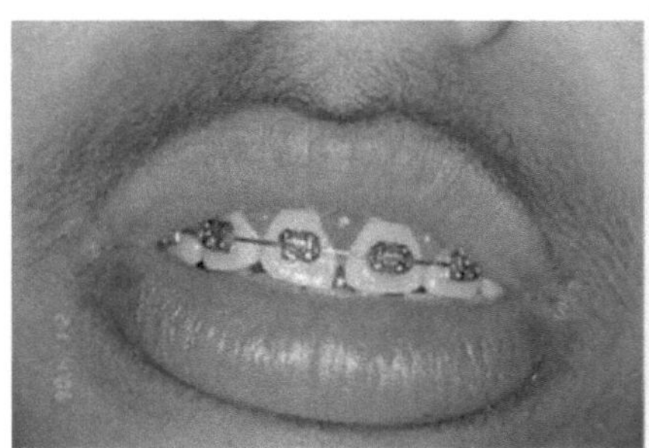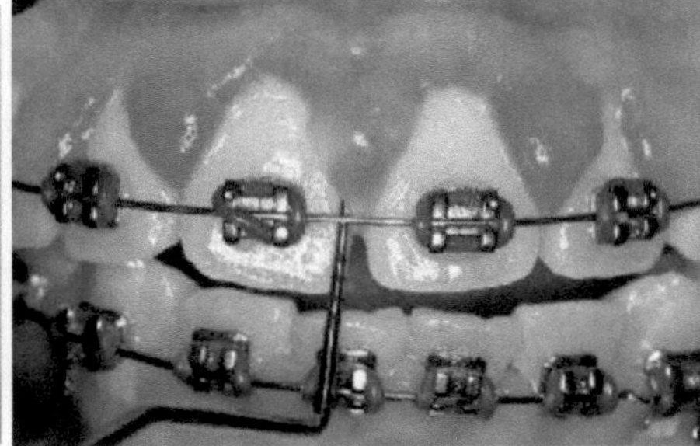

Figura 16 (A,B). Aumento gengival resultando em pseudo-bolsas.

As causas enumeradas são as seguintes:

1. Irritação mecânica por bandas, mais nos dentes posteriores do que nos anteriores,

2. Irritação química produzida pelos cimentos utilizados para a colocação de ligaduras,

3. Impactação de alimentos, devido à proximidade dos fios da arcada com os tecidos moles, e

4. Manutenção menos eficaz da higiene oral.

Esses investigadores também relataram uma maior incidência de aumento gengival na região interdental em comparação com o aspeto facial da margem da gengiva. Concluíram que, enquanto uma banda estiver colocada, é suscetível de produzir irritação gengival, levando ao alargamento. Esta situação só pode ser evitada se cada banda for corretamente ajustada e se for autolimpante. Esses achados contrastam com os de Zachrisson, que constatou que a região dos incisivos inferiores apresenta o maior risco de desenvolvimento de hiperplasia gengival.

Relatórios publicados indicam que há mudanças definitivas nas características gengivais, uma vez que os aparelhos ortodônticos são colocados. Zachrisson relatou valores de índice gengival consistentemente mais altos e bolsas periodontais mais profundas nas superfícies interproximais, uma vez que a bandagem ortodôntica é completada.

Estudos recentes também demonstraram um aumento na profundidade de sondagem após a colocação de aparelhos ortodônticos. As evidências existentes suportam a hipótese de que esses defeitos podem ser apenas pseudo-bolsas, que podem ou não retornar a uma topografia normal após a remoção dos aparelhos.

Kloehn e Pfeifer demonstraram uma redução dramática na hiperplasia gengival dentro de 48 horas após a remoção do aparelho, mas não há provas definitivas de que as margens gengivais "normais" retornarão necessariamente a uma posição fisiologicamente ideal na junção cemento-esmalte.

Recessão gengival

A recessão gengival é definida como "a exposição da superfície radicular por um deslocamento apical na posição da gengiva". Geiger relatou que a incidência de recessão gengival com aparelhos ortodônticos fixos varia de 1,3% a 10%. É aceite que uma gengiva fixa com 2 mm de largura é adequada para suportar as forças ortodônticas e prevenir a recessão gengival. Além disso, argumenta-se que os problemas mucogengivais pré-existentes podem ser exacerbados com a aplicação de força ortodôntica. Portanto, é melhor ser cauteloso e útil para identificar e localizar áreas gengivais em risco, onde a recessão ocorre, e aconselhar os pacientes sobre a associação circunstancial, em conformidade.

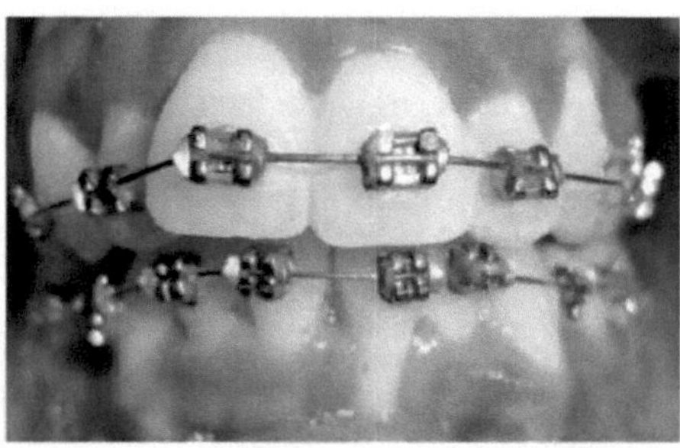

Figura 17. Recessão gengival na face vestibular do incisivo central

Os incisivos apresentavam um deslocamento apical da margem gengival com movimento corporal vestibular. A perda de tecido conjuntivo ocorreu na presença de inflamação gengival pré-existente não tratada. Por conseguinte, se for expetável que o movimento dentário resulte numa redução da espessura dos tecidos moles e que possa ter ocorrido uma deiscência do osso alveolar na presença de inflamação, a recessão gengival é um risco.

Os factores predisponentes para a recessão gengival são os seguintes

1. Gengivite marginal crónica ou gengivite ulcerativa necrosante crónica,

que podem destruir rapidamente o osso alveolar marginal e a inserção gengival, mesmo durante a aplicação de forças ortodônticas modestas.

2. placa óssea labial fina ou inexistente,

3. gengiva queratinizada inadequada ou ausente, e

4. proeminência labial dos dentes

5. Incisivos mandibulares

Estudos experimentais indicam que, desde que o dente seja movido dentro do envelope do processo alveolar, o risco de efeitos secundários nocivos no tecido mole marginal é mínimo. Se o paciente apresentar uma zona mínima de gengiva aderida ou tecido fino, pode ser efectuado um enxerto gengival livre para melhorar o tipo de tecido à volta do dente. Isto ajuda a controlar a inflamação e deve ser feito antes de iniciar qualquer movimento ortodôntico.

Em geral, é aconselhável monitorizar periodicamente as áreas com tecidos gengivais finos, uma vez que a largura da gengiva aderente geralmente aumenta com o crescimento normal da dentição mista para a permanente.

Durante a descompensação cirúrgica em pacientes de classe III esquelética, os incisivos inferiores são muitas vezes deliberadamente inclinados, o que pode levar à recessão gengival ou mesmo a fendas gengivais. Esta possibilidade deve ser abordada durante o planeamento do tratamento e através de cuidados suficientes na execução do tratamento ortodôntico.

INVAGINAÇÃO GENGIVAL

A extração dentária está normalmente indicada em doentes com discrepância entre o tamanho do dente e o comprimento da arcada. As invaginações gengivais apresentam-se como alterações superficiais na forma da gengiva, que podem ocorrer por vezes nos locais de extração após o encerramento do espaço ortodôntico. As invaginações gengivais ocorreram em 35% dos casos após procedimentos de fechamento de espaços ortodônticos. Elas variam desde discretas fissuras localizadas na gengiva queratinizada até fendas profundas que atravessam a papila interdental vestibularmente ou lingualmente através do osso alveolar profundamente.

As amostras histológicas e histoquímicas retiradas de locais de invaginação gengival demonstraram hipertrofia nos tecidos epiteliais e conjuntivos e, ocasionalmente, perda de colagénio gengival. A razão para a ocorrência de invaginações gengivais ainda é desconhecida e requer mais investigação. Pode dever-se à quebra da continuidade dos modelos de fibras dentro da gengiva e também ao movimento da raiz, tendo sido também proposto que a descamação gengival pode ser a razão para tais alterações. Uma vez que as invaginações gengivais podem servir como locais de acumulação de placa bacteriana, têm sido consideradas como um potencial fator de risco para o início de distúrbios do tecido periodontal durante o tratamento ortodôntico.

TRIÂNGULOS NEGROS

Os embrasures gengivais são definidos como o embrasure existente entre a cervical e o contacto interproximal. As embrasuras gengivais abertas existem quando o espaço da embrasura não é completamente preenchido pelo tecido gengival e podem contribuir para a retenção de resíduos alimentares, afectando assim negativamente a saúde do periodonto e são mais comuns em pacientes adultos com perda óssea.

O triângulo negro ou embrasure gengival aberto pode ocorrer como potencial complicação em cerca de 1/3 de todos os pacientes ortodônticos adultos e deve ser discutido com os pacientes antes de iniciar o tratamento ortodôntico. As principais considerações no tratamento de restauração e ortodôntico envolvem a preservação da papila interdentária e a prevenção de triângulos negros nos rebordos gengivais da zona estética, uma vez que os rebordos gengivais abertos são visivelmente inestéticos e afectam negativamente o sorriso de uma pessoa.

Num inquérito realizado por Kokich et al, os ortodontistas consideraram que um rebordo gengival aberto de 2 mm era visivelmente menos atraente quando comparado com um doente com um sorriso ideal e um rebordo gengival normal. As aberturas gengivais superiores a 3 mm foram consideradas menos atractivas tanto pelos dentistas como pela população em geral.

Correção ortodôntica de embrasaduras gengivais abertas

A divergência radicular de dentes adjacentes está altamente associada a embrasures gengivais abertos. Isso ocorre naturalmente ou é causado pelo posicionamento incorreto dos braquetes durante o tratamento ortodôntico. Kurth et al. observaram que uma angulação média da raiz de 3,65° em embrasures gengivais normais e um aumento na divergência da raiz em 1° aumentava a probabilidade de ocorrência de um embrasure gengival aberto de 14 para 21%. O reposicionamento dos braquetes pode ser efectuado para fazer convergir as raízes dos incisivos superiores, de modo a reduzir ou eliminar os espaços gengivais abertos, uma vez que o paralelismo das raízes divergentes diminui a gravidade de um triângulo negro. Deve-se ter cuidado para garantir que as ranhuras dos braquetes sejam perpendiculares ao longo eixo do dente e não paralelas às bordas incisais durante a colocação do braquete, especialmente em adultos com atrito das bordas incisais. É importante avaliar a radiografia periapical antes da colocação do braquete, especialmente em pacientes com atrito.

À medida que as raízes se tornam mais paralelas, o ponto de contacto alonga-se e move-se apicalmente em direção à papila, reduzindo assim a incidência de embrasures gengivais abertos. Os pacientes com morfologia de coroa triangular são mais susceptíveis a embrasures gengivais abertos, uma vez que as coroas dos incisivos centrais são muito mais largas incisalmente do que cervicalmente, resultando num ponto de contacto elevado. A redução interproximal (IPR) do esmalte entre as coroas triangulares alargará a área de contacto, o que reduzirá os embrasures gengivais abertos. Normalmente, são removidos 0,5-0,75 mm de esmalte com IPR para correção dos triângulos negros.

Após o tratamento ortodôntico, a direção do movimento dentário e a espessura labiolingual do osso de suporte e do tecido mole determinam se os espaços gengivais estarão presentes na fase de conclusão do tratamento. A imbricação e a rotação dos incisivos superiores podem estar associadas a espaços de embrasadura gengival abertos e seria sensato informar os pacientes com incisivos superiores severamente imbricados de que podem estar predispostos a uma embrasadura gengival aberta após o tratamento ortodôntico.

Ko-Kimura et al relataram que a gravidade do apinhamento não influencia a ocorrência de embrasures abertos, uma vez que se verificou que estes ocorrem numa percentagem semelhante entre pacientes com apinhamento dos incisivos inferior a 4 mm e aqueles com 4-8 mm de apinhamento dos incisivos. Verificou-se que quando o apinhamento era superior a 8 mm, a ocorrência de triângulos negros aumentava em 7%. No entanto, estes resultados não foram estatisticamente significativos. Também se verificou que a duração do tratamento não teve qualquer efeito significativo na ocorrência de embrasures gengivais abertos.

A altura do osso alveolar relativamente ao contacto interproximal é um fator significativo para determinar se uma papila irá preencher o espaço gengival.

Em resumo, a incidência de triângulos negros pode ser reduzida através de uma avaliação cuidadosa antes do tratamento, julgamento e planeamento do tratamento. A posição de contacto pode ser alterada através da remoção do esmalte interproximal, restaurações estéticas ou alteração da angulação da raiz, dependendo da situação.

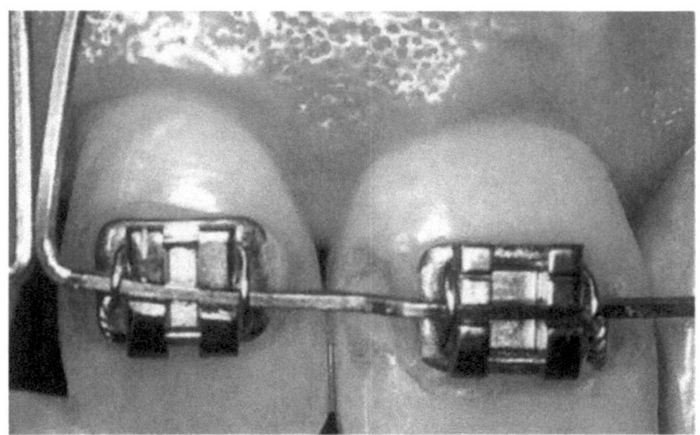

Figura 18. Triângulos pretos ou embrasures gengivais abertos

PERDA DE LIGAÇÃO

Em muitos pacientes ortodônticos, a principal razão para a inflamação gengival e periodontal associada envolve a irritação mecânica causada pela banda ou cimento, para além da placa bacteriana retida. O risco de perda de inserção pode ser antecipado quando essas irritações iatrogénicas estão presentes.

Os resultados de um estudo histológico em tecidos periodontais humanos confirmam que as ligaduras ortodônticas têm de ser efectuadas com grande cuidado, juntamente com uma excelente higiene oral, de modo a evitar a destruição periodontal permanente.

Sanders realizou uma extensa revisão da literatura baseada em evidências nas áreas de periodontia e ortodontia para esclarecer a relação entre o movimento dentário ortodôntico e vários tipos de distúrbios periodontais comuns. Verificou-se que o tratamento ortodôntico utilizando forças óptimas, em pacientes com excelente higiene oral e na ausência de distúrbios periodontais pré-existentes, não representa qualquer risco periodontal significativo para o paciente.

No entanto, na presença de uma higiene oral deficiente e de doenças periodontais pré-existentes não tratadas, os aparelhos ortodônticos fixos e a movimentação dentária podem contribuir para danos periodontais significativos e permanentes.

Os pacientes adultos podem estar em maior risco de problemas periodontais, particularmente os pacientes com alguma doença periodontal pré-existente. O tratamento ortodôntico não está contraindicado neste grupo, desde que a doença esteja bem controlada e o paciente esteja suficientemente motivado para manter uma excelente higiene oral durante todo o tratamento. A avaliação do estado periodontal antes do tratamento com aparelhos fixos é da maior importância e quaisquer problemas pré-existentes devem ser tratados antes de iniciar o tratamento. É altamente recomendável efetuar controlos periodontais regulares, bem como uma destartarização e polimento de rotina, para evitar o agravamento dos problemas periodontais.

Pacientes com problemas periodontais pré-existentes e perda óssea devem ser encaminhados e tratados pelo periodontista antes de iniciar o tratamento ortodôntico. Além disso, nestes pacientes, há uma ligeira modificação na biomecânica com a aplicação de forças ortodônticas mínimas e óptimas, tendo em conta o encurtamento do suporte radicular.

PERDA ÓSSEA ALVEOLAR

A resposta do osso alveolar ao movimento dentário ortodôntico depende dos níveis de força, do tipo de movimento dentário e da presença de placa bacteriana. Não existe evidência de uma relação entre o tempo de tratamento e a reabsorção óssea alveolar ou a influência do tratamento com extração ou sem extração na reabsorção óssea alveolar. Diferentes técnicas ortodônticas fixas parecem mostrar efeitos semelhantes na altura da crista alveolar após o tratamento

Bondemark et al. estudaram o efeito do tratamento ortodôntico no nível ósseo interdental e compararam-no com indivíduos não tratados. Nenhum dos grupos apresentava sítios com perda óssea clinicamente significativa, ou seja, uma distância >

2 mm entre a junção cemento-esmalte e a crista óssea alveolar. O grupo tratado exibiu um aumento estatisticamente significativo da junção cemento-esmalte e da distância da crista óssea alveolar nas superfícies mesiais do primeiro e segundo molares superiores do que o grupo não tratado. Pensou-se que este facto fosse uma consequência direta do tratamento ortodôntico, quer como resultado da colocação da banda, da inclinação ou de efeitos extrusivos, quer devido à morfologia dentária que conduz à acumulação de placa bacteriana.

Janson et al compararam as alturas da crista alveolar em pacientes tratados com terapia bioeficiente com um grupo de pacientes tratados com sistemas convencionais e pré-ajustados e um grupo de controlo com más oclusões não tratadas. Os resultados mostraram que, após um período médio de tratamento de 2 anos, todos os grupos tratados apresentavam maiores diferenças estatisticamente significativas entre a crista alveolar e a JCE, em comparação com os grupos não tratados, principalmente nos locais de extração. Não foram encontradas diferenças entre as diferentes técnicas estudadas na crista alveolar.

Gestão ou redução dos efeitos secundários do tratamento ortodôntico na gengiva

1. Embora tenham sido utilizados vários métodos para melhorar a higiene oral, a remoção mecânica óptima da placa bacteriana através da escovagem e da destartarização profissional é considerada a função mais importante.

2. São particularmente úteis as escovas com tufos nas extremidades, saturadas com desinfectantes bactericidas, como o gluconato de clorexideno, complementadas com fios dentários ou fios de plástico rígido que podem ser enfiados por baixo dos arcos. No entanto, o tempo diário necessário para uma redução eficaz da placa bacteriana é frequentemente de 15 a 30 minutos.

3. O encorajamento da família, do profissional e da equipe para o paciente é útil. Durante o tratamento ortodôntico, a importância de uma rotina regular de escovagem, como medida de prevenção ou redução da doença gengival, deve ser enfatizada a todos os pacientes como parte integrante e contínua da terapia.

4. As escovas de dentes manuais e eléctricas especialmente concebidas para serem

utilizadas por doentes ortodônticos podem ser eficazes para alguns, mas não devem ser utilizadas como substituto de cuidados individuais completos. Uma escova de dentes eléctrica pode ser prejudicial para a saúde oral ao dar uma falsa confiança na saúde gengival. Trimpeneers e colaboradores compararam escovas de dentes eléctricas e manuais quanto à sua eficácia na remoção da placa bacteriana e concluíram que as escovas de dentes manuais são mais eficazes em doentes ortodônticos. Um estudo realizado por Kilicoglu e colaboradores concluiu mesmo que as escovas de dentes ortodônticas especialmente concebidas não eram superiores às escovas de dentes clássicas em termos de eficácia na remoção da placa bacteriana. Esses resultados, no entanto, não permaneceram incontestados. Numa série de estudos que se seguiram, a eficácia das escovas de dentes eléctricas, quando comparadas com as suas equivalentes manuais, foi constantemente superior. Hickmann e colaboradores efectuaram uma avaliação detalhada desta controvérsia em 63 pacientes, com a ajuda de um índice de placa, índice gengival, enxaguamento bucal com água, índice de sangramento interdentário e avaliação do trauma tecidular. Os resultados obtidos foram a favor das escovas de dentes eléctricas com cabeças ortodônticas dedicadas.

Todos estes estudos apontam para a importância de medidas de higiene oral e não apenas para a avaliação de diferentes tipos de escovas de dentes - clássicas, manuais, ortodônticas ou eléctricas.

O fator clinicamente mais importante é a motivação do doente para realizar uma remoção diária eficiente e eficaz da placa dentária, um processo para o qual é frequentemente necessário um esforço de equipa e no qual todos os doentes devem ser cuidadosamente instruídos.

Ajudas farmacêuticas

1. Métodos preventivos de controlo clínico da placa bacteriana com colutórios de clorexidina têm sido utilizados em doentes ortodônticos. Na literatura, resultados conflitantes sobre a eficácia têm sido relatados, com estudos relatando resultados favoráveis, enquanto outros relatam resultados desfavoráveis. Anderson e colaboradores avaliaram essa questão recentemente e afirmaram que a clorexidina,

além dos hábitos regulares de higiene bucal, foi eficaz na redução da placa bacteriana e da gengivite em pacientes ortodônticos. Eles também avaliaram a descoloração ou manchamento da superfície dentária com o uso prolongado de clorexidina e afirmaram que não foi clinicamente nem estatisticamente significativo.

2. A remoção da placa bacteriana em pacientes ortodônticos com várias outras medidas também é relatada. Isotupa e colaboradores experimentaram gomas de poliol em pacientes ortodônticos para controlo da placa bacteriana e observaram uma redução da placa bacteriana e do número de Streptococcus mutans, demonstrando a sua eficácia.

3. Othman e colaboradores combinaram resinas compostas ortodônticas com cloreto de benzalcónio, um agente antimicrobiano, para a colagem de brackets ortodônticos. Os resultados demonstraram uma ação antimicrobiana eficaz deste composto, sem alterar as propriedades mecânicas da resina composta.

4. O efeito da aplicação combinada de verniz antimicrobiano e flúor em pacientes ortodônticos, com o objetivo de reduzir a placa bacteriana e a gengivite, foi estudado por Ogaard e colaboradores. Eles relataram uma redução significativa na contagem de Streptococcus mutans na placa bacteriana durante as primeiras 48 horas de tratamento com aparelhos fixos. Eles também observaram uma redução significativa na quantidade de placa bacteriana e gengivite na amostra estudada.

Referências:

1. Kurol J, Ronnerman A, Heyden G. Condições gengivais a longo prazo após o encerramento ortodôntico de locais de extração: Estudos histológicos e histoquímicos. Eur J Orthod 1982;4:87-92.

2. Rivera Circuns AL, Tulloch JF. Invaginação gengival em sítios de extração de pacientes ortodônticos: Sua incidência, efeitos na saúde periodontal e tratamento ortodôntico. Am J Orthod 1983;83:469-76.

3. Wehrbein H, Bauer W, Diedrich PR. Área de invaginação gengival após o encerramento de espaços: Um estudo histológico. Am J Orthod Dentofacial Orthop 1995;108:593-8.

4. Ronnerman A, Thilander B, Heyden G. Reacções do tecido gengival ao encerramento ortodôntico de locais de extração: Estudos histológicos e histoquímicos. Am J Orthod 1980;77:620-6.

5. Atherton JD. A resposta gengival ao movimento dentário ortodôntico. Am J Orthod 1970;58:179-86.

6. Robertson PB, Schultz LD, Levy BM. Ocorrência e distribuição de fendas gengivais interdentais após movimento ortodôntico em locais de extração de bicúspides. J Periodontol 1977;48:232-5.

7. Steiner GG, Pearson JK, Ainamo J. Alterações do Periodonto Marginal como Resultado do Movimento dos Dentes Labiais em Macacos. J Periodontol 1981;52:314-20.

8. Boyd RL. Considerações mucogengivais e sua relação com a ortodontia. J Periodontol 1978;49:67-76.

9. Sperry TP, Speidel TM, Isaacson RJ, Worms FW. O papel das compensações dentárias no tratamento ortodôntico do prognatismo mandibular. Angle Orthod 1977;47:293-9.

10. Allais D, Melsen B. Será que o movimento labial dos incisivos inferiores influencia o nível da margem gengival? Um estudo caso-controlo de pacientes ortodônticos adultos. Eur J Orthod 2003;25:343-52.

11. Djeu G, Hayes C, Zawaideh S. Correlação entre a proclinação do incisivo central inferior e a recessão gengival durante a terapia com aparelho fixo. Angle Orthod 2002;72:238-45.

12. Ko-Kimura N, Kimura-Hayashi M, Yamaguchi M, Ikeda T, Meguro D, Kanekawa M, et al. Alguns factores associados a embrasures gengivais abertos após tratamento ortodôntico. Aust Orthod J 2003;19:19-24.

13. Kurth JR, Kokich VG. Abrasos gengivais abertos após tratamento ortodôntico em adultos: Prevalência e etiologia. Am J Orthod Dentofacial Orthop 2001;120:116-23.

14. Zachrisson S, Zachrisson BU: Condição gengival associada ao tratamento

ortodôntico. Angle Orthod 1972. 42:26- 34,

15. Zachrisson BU, Alnaes L: Condição periodontal em indivíduos tratados ortodonticamente e não tratados - I. Perda de inserção, profundidade da bolsa gengival e altura da coroa clínica. Angle Orthod 1973. 43:402-411,

16. Krishnan V., Davidovitch R., e Murphy NC. Gengiva e Tratamento Ortodôntico. Semin Orthod 2007;13:257-271.

CAPÍTULO 7. EFEITOS NOCIVOS NOS TECIDOS MOLES

Os danos nos tecidos moles podem ser directos ou indirectos e podem ser causados por componentes fixos ou removíveis do aparelho.

Danos directos causados por componentes amovíveis ou fixos

O trauma da mucosa é bastante comum durante o tratamento ortodôntico e pode ser causado por muitos factores, incluindo ulceração pelos brackets e arcos salientes perto da região molar, queimaduras químicas do ácido-etchant e instrumentação desajeitada.

1. Aparelhos amovíveis

Os aparelhos removíveis podem ser utilizados como aparelhos activos durante o tratamento para a gestão de problemas ortodônticos menores que requerem uma simples inclinação ou sob a forma de retentores no final do tratamento ortodôntico fixo. Estes aparelhos acarretam o risco de impacto nos tecidos devido aos componentes do fio (grampos de retenção, molas, retractores de caninos, etc.). Existe também um risco acrescido de infeção por cândida devido ao componente acrílico do aparelho, se o doente não mantiver uma higiene adequada. Os cortes inferiores devem ser cuidadosamente avaliados no modelo de gesso e bloqueados antes da acrilização e deve ter-se o cuidado de evitar quaisquer arestas vivas no aparelho para evitar traumas durante a inserção e remoção do aparelho. Os pacientes devem ser chamados de volta alguns dias após a colocação do aparelho para verificar se há qualquer impacto tecidual ou trauma.

2. Aparelho fixo e seus componentes

Lacerações e traumas na gengiva e na mucosa oral podem ocorrer com freqüência durante o tratamento ortodôntico, devido ao atrito dos lábios e bochechas com o fio, braquetes, bandas e ganchos, especialmente quando longos trechos de fio sem suporte encostam nos lábios. A mucosa bucal se queratiniza rapidamente e se acostuma ao novo aparelho com relativa rapidez, e o uso de cera dental ou cera vegetal sobre o braquéte e o tubo de borracha no fio sem suporte pode servir para reduzir o trauma e o desconforto inicial.

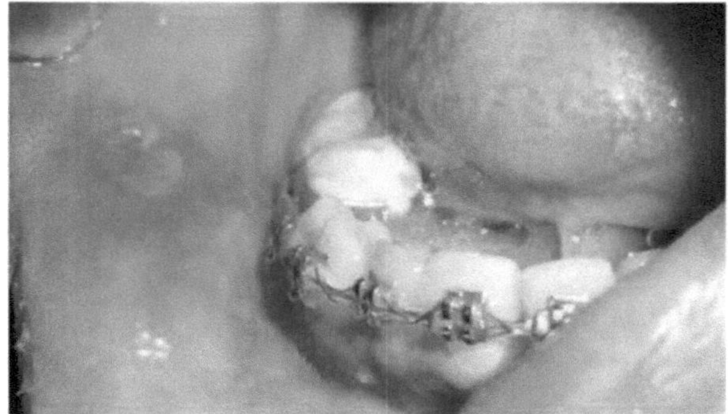

Figura 49. Ulceração da mucosa labial devido à fricção contra o bracket do canino inferior.

A biomecânica envolvendo alças de arame e arcos de utilidade é frequentemente necessária durante o tratamento ortodôntico para fechamento, manutenção ou intrusão de espaços. Deve-se ter o máximo cuidado durante sua confeção para evitar sua extensão para a área vestibular, o que pode causar impacto tecidual, ulcerações e outros tipos de danos aos tecidos.

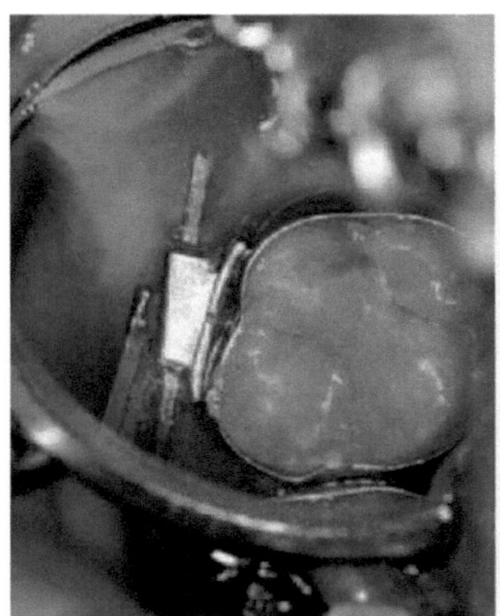
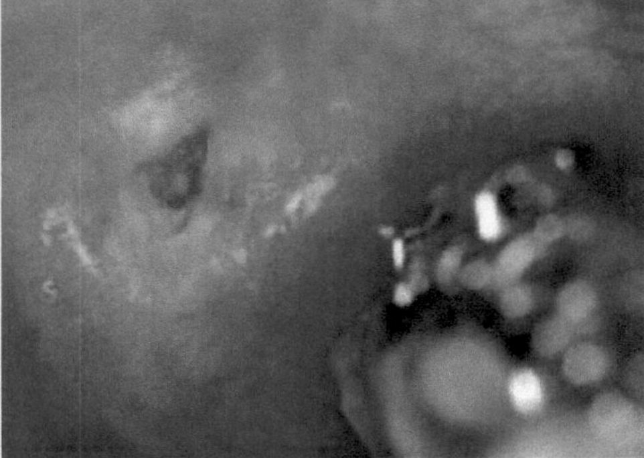

Figura 50. Ulceração devido à extremidade distal invulgarmente longa do fio

Mesmo pequenas quantidades de impacto contínuo nos tecidos, se não forem tidas em conta, podem levar a problemas mais graves como ulceração ou hiperplasia dos tecidos à volta do anel. Em situações extremas, a ansa pode ficar completamente embutida no tecido hiperplásico, exigindo excisão cirúrgica para remoção do tecido hiperplásico. Assim, o fabrico e a monitorização cuidadosos destes componentes de fios são essenciais para evitar estes problemas.

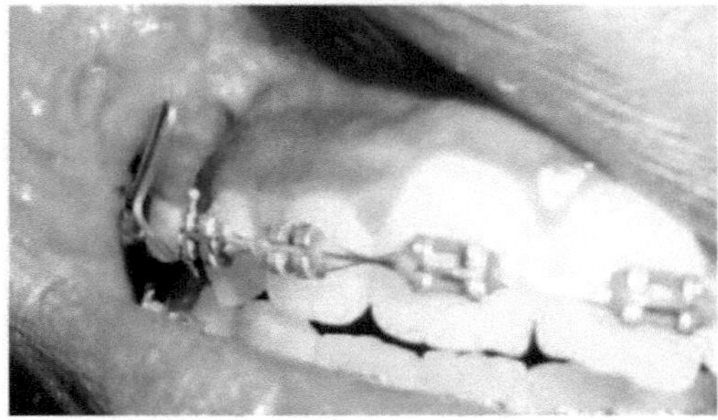

Figura 21. Cicatriz em forma de T observada na mucosa bucal devido ao impacto da alça em T.

Ocasionalmente, as arcadas palatinas ou linguais podem causar traumas no palato ou na língua. Isto pode ser evitado tomando os devidos cuidados durante o seu fabrico, assegurando que não existem margens afiadas no aparelho fabricado. Deve ter-se o cuidado de assegurar que as extremidades distais do fio são cortadas ao nível do tubo molar ou apertadas em direção ao dente para evitar traumatismos na mucosa.

As técnicas de prevenção incluem:

- Instrumentação cuidadosa.

- Corte curto das extremidades distais.

- Utilização de manga de proteção em extensões longas de arame.

- Fornecer cera aos doentes para evitar a irritação da mucosa provocada pelos brackets.

- Utilização de sucção de grande volume e lavagem com água abundante após o procedimento de ataque ácido.

- Os géis anestésicos tópicos, como o cloridrato de xilocaína e o cloridrato de benzocaína, devem ser recomendados quando surgem ulcerações.

- Utilizar um batente para evitar o deslizamento do fio

- Arredondamento cuidadoso das arestas vivas do aparelho

Complicações dos tecidos moles relacionadas com os microimplantes

Os microimplantes são muito úteis em ortodontia para ancoragem esquelética em situações críticas de ancoragem. O seu desenho simples e a facilidade de implantação e remoção fazem deles uma boa opção para alguns pacientes que necessitam de ancoragem esquelética. No entanto, são comuns problemas potenciais e complicações dos tecidos moles aquando da sua utilização.

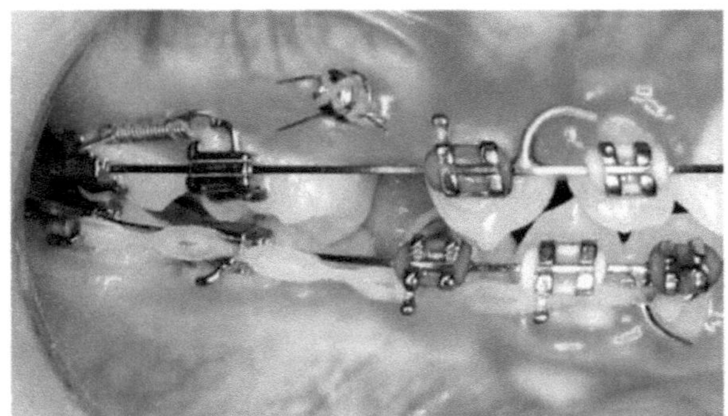

Figura 22. Impacto do fio auxiliar do implante no segundo molar

As impactações e os traumatismos nos tecidos moles sobre o implante são bastante comuns, causando danos nos tecidos moles da mucosa bucal e na gengiva anexa relacionada com o local do implante. A peri-implantite ou inflamação da gengiva em redor do implante pode ocorrer como resultado de uma manutenção incorrecta da higiene oral. Deve ser assegurada uma higiene oral adequada para evitar a inflamação dos tecidos em redor do local do implante.

A fratura do parafuso durante a remoção do microimplante pode ocorrer raramente em alguns doentes quando se aplicam forças laterais durante a remoção do implante. É preferível evitar forças laterais sobre os microimplantes durante a sua remoção. Se os microimplantes forem deixados no local durante um período de tempo muito longo, também pode ocorrer uma fratura durante a remoção devido a uma osseointegração parcial ou total. É preferível remover os microimplantes assim que a sua necessidade for satisfeita, em vez de esperar pela conclusão de todo o tratamento ortodôntico e pela sua remoção juntamente com os fios e braquetes da arcada durante o procedimento de descolagem. Isto minimiza o risco de fratura do implante durante a remoção, em resultado da osteointegração parcial ou completa dos microimplantes no osso circundante.

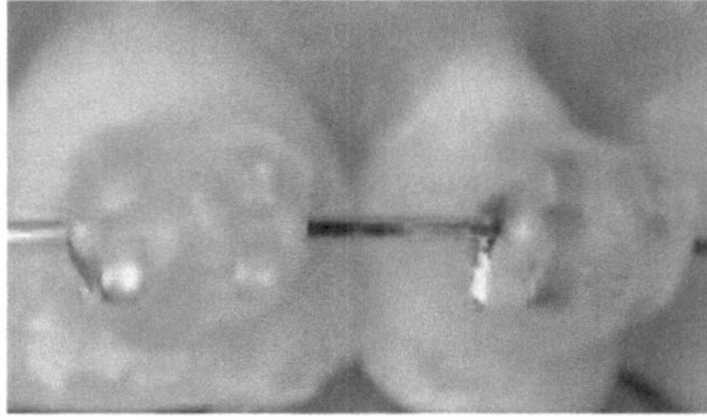

Figura 23. Cera dentária colocada nos brackets para evitar ulcerações.

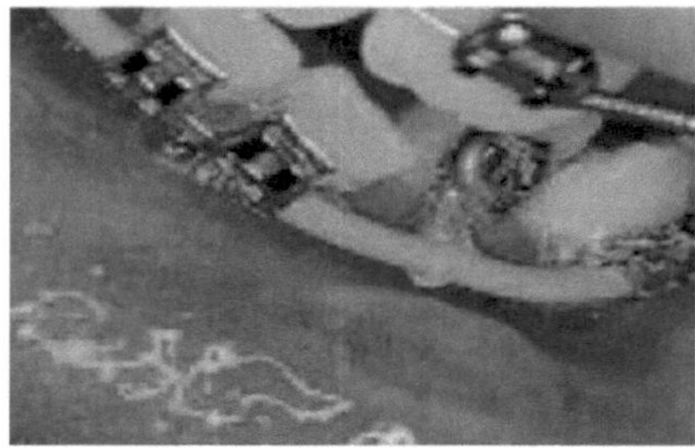

Figura 24: Ulceração devido a um fio de arame comprido. Colocação de uma manga de proteção para evitar mais traumatismos.

Danos indirectos devidos a alergia

Os materiais ortodônticos têm o potencial de induzir reacções alérgicas em alguns doentes. O níquel presente em aparelhos ortodônticos como brackets, bandas e fios é responsável por causar reacções alérgicas em alguns doentes. O látex presente em luvas, elásticos e ligaduras elastoméricas também pode causar reacções em alguns doentes alérgicos ao antigénio proteico presente na borracha. O metacrilato de metilo presente nos agentes de ligação e nos compósitos também é responsável por reacções alérgicas raramente. As reacções podem variar entre ulceração, lesões eritematosas ou mesmo choque anafilático, dependendo do doente.

Alergia ao níquel

Verificou-se que a quantidade de níquel nas células da mucosa oral é mais elevada, em comparação com indivíduos não tratados. A hipersensibilidade ao níquel afecta três em cada dez pessoas da população em geral, mas as reacções adversas clinicamente perceptíveis estão menos documentadas, uma vez que os sintomas são muito ligeiros e passam despercebidos. No entanto, podem por vezes ocorrer reacções graves sob a forma de eczema e urticária em alguns indivíduos. A dermatite de contacto induzida pelo níquel é uma resposta imunitária de hipersensibilidade retardada de tipo IV, que ocorre 24 horas após a exposição. O diagnóstico de alergia ao níquel baseia-se na história do doente, nos achados clínicos e no teste de contacto. Os doentes tornam-se sensíveis ao níquel devido ao contacto prévio com ornamentos, óculos e relógios e podem desenvolver dermatite em resposta ao contacto direto com chapelaria. Verificou-se que as mulheres são as mais susceptíveis à alergia ao níquel. Os sinais e sintomas intra-orais de hipersensibilidade ao níquel são raros porque as concentrações de níquel necessárias para provocar uma reação na boca são mais elevadas do que as necessárias na pele. Foi sugerido que uma concentração limite de aproximadamente 30 ppm de níquel pode ser suficiente para provocar uma resposta citotóxica. 5-12 vezes a concentração de níquel necessária para provocar lesões nas mucosas em comparação com as lesões cutâneas

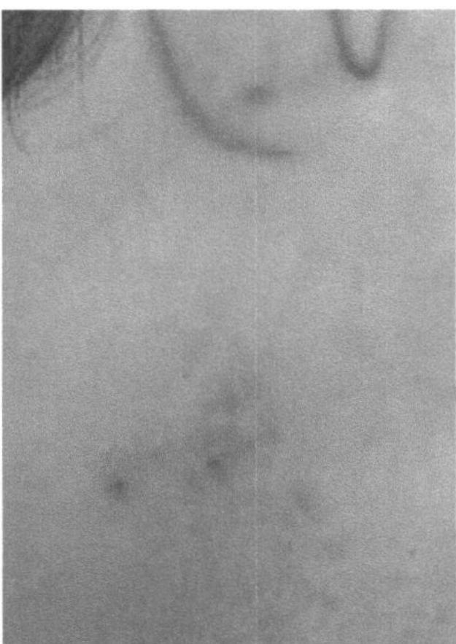

Figura 25. Alergia ao níquel num doente que usa um arnês

Kim descobriu que os fios e brackets de titânio eram os mais inertes e podem ser utilizados intra-oralmente num ambiente corrosivo. Não contém níquel e é uma excelente alternativa para pacientes ortodônticos com alergia ao níquel. Se for necessário utilizar fios de níquel-titânio, recomenda-se o revestimento do fio com epóxi. Isto reduziria o potencial corrosivo e a subsequente libertação de níquel. Se os revestimentos epoxídicos puderem ser mantidos durante os procedimentos ortodônticos, a corrosão do fio e a subsequente libertação de iões metálicos para o ambiente oral são minimizadas.

Kusy avaliou as qualidades e vantagens dos brackets de titânio e verificou que a biocompatibilidade dos brackets de titânio era mantida através da preservação da base 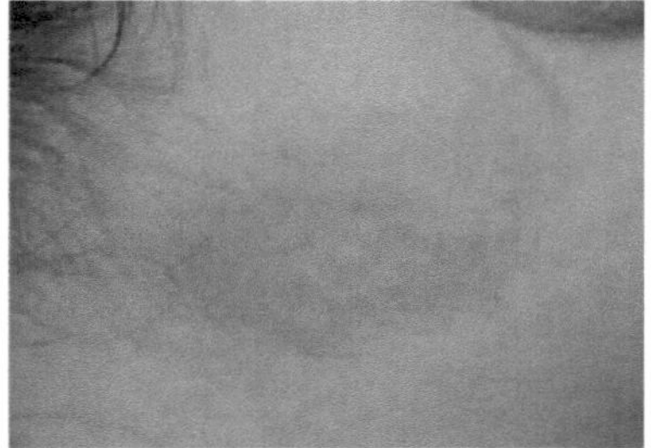 integrada feita de uma única peça de titânio puro. A menor rigidez do titânio em comparação com o aço inoxidável permite que o binário seja totalmente expresso sem deformar as asas do bracket. Os brackets de cerâmica ou os alinhadores transparentes podem ser utilizados como alternativa em doentes com alergia ao níquel.

Alergia ao látex

A sensibilidade ao látex pode ocorrer em alguns pacientes, em resposta ao contacto com luvas de látex ou ligaduras elastoméricas e elásticos intra-orais e extra-orais. No paciente sensível ao látex, podem ser preferidas ligaduras de aço ou braquetes autoligáveis. O plano de tratamento poderá ter de ser modificado, evitando a tração de Classe II ou Classe III com elásticos.

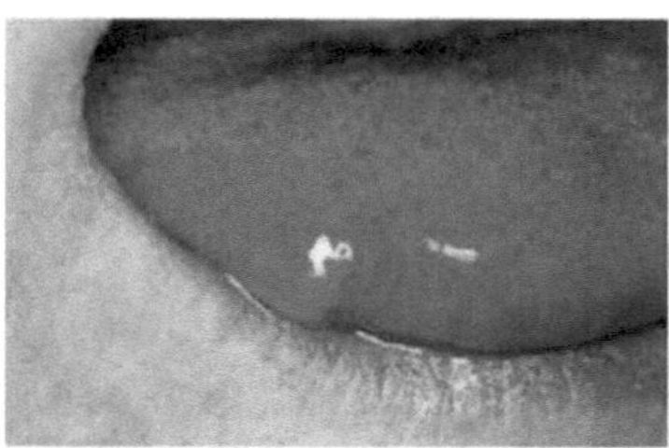

Figura 26. Alergia ao látex na língua

Alergia a agentes de ligação

Verificou-se que o compósito e o acrílico podem causar reacções alérgicas em alguns doentes ortodônticos. A toxicidade é devida ao material não polimerizado (metacrilato de metilo) e é maior imediatamente após a polimerização, embora a citotoxicidade ainda seja evidente 2 anos após a polimerização. As resinas epoxídicas foram descritas como o alergénio cutâneo industrial mais forte produzido nas últimas décadas. O bisfenol A, que tem dois grupos epóxi nos seus esqueletos de carbono, pertence a este grupo de químicos. Também são relatadas reacções ocasionais das mucosas relacionadas com restaurações de resina nos dentes.

Tang referiu que a presença de uma camada inibida pelo oxigénio torna as resinas de ligação 33% mais citotóxicas in vitro. Os materiais de 2 pastas fotopolimerizáveis e quimicamente polimerizáveis apresentaram citotoxicidades médias próximas dos seus controlos inertes ao longo de 6 dias. Os materiais de pasta líquida curados quimicamente são mais citotóxicos do que os materiais de 2 pastas curados à luz e curados quimicamente. Verificou-se que as colas sem mistura são mais tóxicas do que as colas de duas pastas e devem ser evitadas.

Terhune et al. testaram a citotoxicidade in vitro dos materiais de colagem ortodôntica e verificaram que todos os materiais apresentaram citotoxicidade imediatamente após a preparação. Os adesivos polimerizados geralmente apresentaram toxicidade reduzida. Os materiais selantes mostraram uma toxicidade estatisticamente significativa maior do que as resinas em pasta, tanto inicialmente após a mistura quanto após 30 dias. A descoberta significativa neste estudo foi o facto de estes materiais não só serem tóxicos imediatamente após a mistura, como também permanecerem tóxicos durante longos períodos de tempo. O excesso de material deve ser removido dos dentes através de uma destartarização completa e lavagem com água e sucção de grande volume, particularmente nas áreas adjacentes à gengiva.

Referências:

1. Bass JK, Fine H, Cisneros GJ. Hipersensibilidade ao níquel no paciente ortodôntico. Am J Orthod Dentofac Orthop 1993; 103: 280-285.

2. Magnusson B, Bergman M, Bergman B, Soremark R. Alergia ao níquel e ligas dentárias que contêm níquel. Scand J Dent Res 1982; 90: 163-167.

3. Dunlap CL, Vincent SK, Barker BF. Reação alérgica a fio ortodôntico: relato de caso. J Am Dent Assoc 1989; 118: 449-450.

4. Grimsdottir MR, Hensten-Pettersen A, Kullmann A. Cytotoxic effect of orthodontic appliances. Eur J Orthod 1992; 14: 47-53.

5. Tell RT, Sydiskis RJ, Isaacs RD, Davidson WM. Citotoxicidade a longo prazo de adesivos ortodônticos de ligação direta. Am J Orthod Dentofac Orthop 1988; 93: 419 - 422.

6. Terhune WF, Sydiskis RJ, Davidson WM. Citotoxicidade in vitro de materiais de colagem ortodôntica. Am J Orthod 1983; 83: 501-506.

7. Pazzini CA, Marques LS, Pereira LJ, Correa- Faria P, Paiva SM. Reação alérgica e aparelhos sem níquel: Uma revisão sistemática. Braz Oral Res 2011. Jan-Fev;25(1):85-90.

CAPÍTULO 8. LESÕES DEVIDAS AO ARNÊS

Os aparelhos extrabucais são os mais comuns de todos os aparelhos ortopédicos dento-faciais. São utilizados para intercetar o desenvolvimento da má oclusão esquelética em crianças em crescimento. Podem ser utilizados para travar o crescimento da maxila para a frente, distalizar os molares superiores e distalizar o esqueleto maxilar em casos extremos. O aparelho extrabucal pode ser utilizado com outros aparelhos miofuncionais, como o activator e o twin block. Este aparelho ortopédico é utilizado em crianças em crescimento, principalmente no período da dentição mista. Assim, a incidência de lesões na face, nos olhos e na mucosa oral é maior devido ao manuseamento incorreto do aparelho pelas crianças. Uma vez que se trata de um aparelho ortopédico, a força aplicada ao maxilar em crescimento situa-se entre 400 e 1000 g, o que é superior à força ortodôntica, o que aumenta a gravidade das lesões.

São as seguintes as várias lesões que foram registadas no passado devido a arneses:

1. intra-oral - ulcerações devidas à deslocação acidental do arco facial

2. Extra-oral

- Lacerações e contusões

- Lesões oculares - lesões penetrantes, abcesso infraorbitário, endoftalmite, danos permanentes, ou seja, cegueira total

- Alopécia induzida por pressão

- Hematoma no pescoço devido à correia

As lesões oculares penetrantes podem ser assintomáticas, mas uma pessoa com uma lesão menor deve procurar uma avaliação oftalmológica imediata e completa, uma vez que está contaminada pela flora mista da saliva.

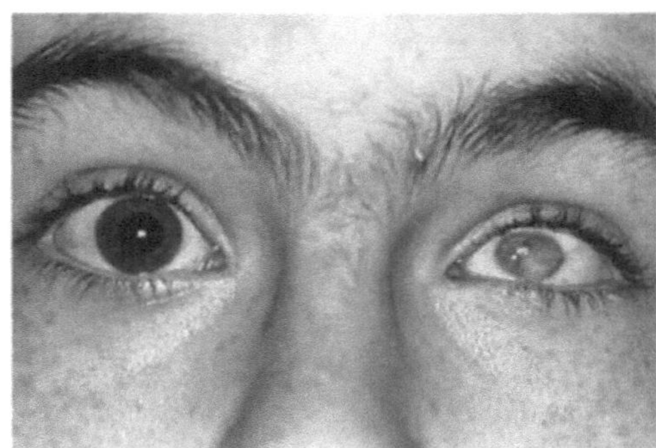

Figura 27 - Olho esquerdo fitisico, **cosmeticamente** inaceitável, de um rapaz de 10 anos em que se desenvolveu uma endoftalmite polimicrobiana após perfuração da córnea por um cotovelo metálico de um aparelho ortodôntico extra-oral. O doente não conseguiu tolerar uma concha escleral.

Classificação da causa das lesões:

Segue-se a classificação das lesões oculares com base nas informações obtidas nos relatórios.

I. Desengate acidental quando a criança estava a brincar enquanto usava o arnês.

II. Manuseamento incorreto pela criança durante a colocação ou remoção do arnês.

III. Desengate deliberado do arnês provocado por outra criança.

IV. Desengate ou desprendimento involuntário do arnês durante o sono da criança.

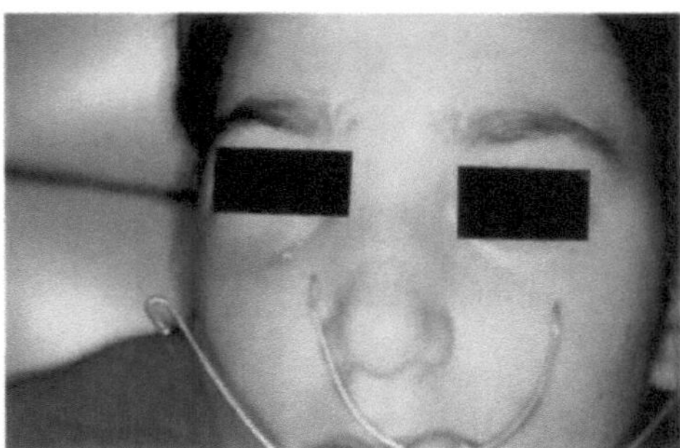

Figura 68. Face do paciente apresentando abcesso infraorbitário direito e ponto de penetração na região infra-orbitária esquerda. A distância entre as extremidades do arco interno era semelhante à distância entre os pontos de penetração direito e

esquerdo.

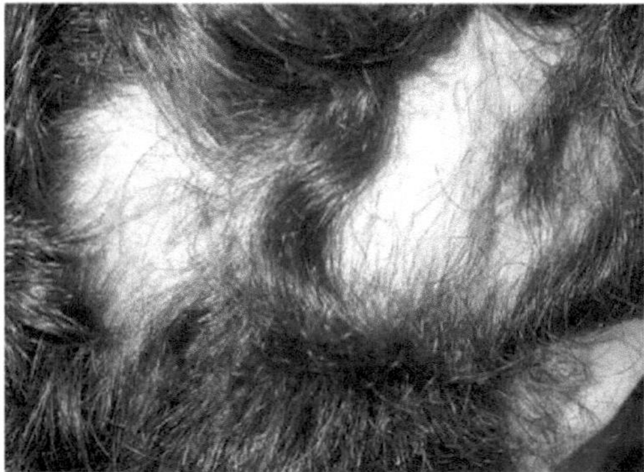

Figura 29. Alopécia de pressão devido à prescrição de um arnês.

Existem vários factores muito importantes associados às lesões do arco facial.

a. A presença de microrganismos orais nas extremidades do arco interno altera radicalmente o resultado do traumatismo dos tecidos moles, tornando o doente altamente suscetível à infeção.

b. Surpreendentemente, as lesões do arco facial no olho podem causar pouca dor no início, atrasando frequentemente a procura de tratamento, especialmente quando ocorrem durante a noite. Este atraso permite que a infeção avance ainda mais.

c. O globo ocular é também um excelente meio de cultura e, quando fica infetado, é muito difícil de controlar.

d. Quando um olho é ferido, existe um risco para o outro olho não danificado devido a um processo chamado oftalmite simpática.

e. A distância entre os braços do arco interior é mais ou menos igual à distância entre dois olhos, pelo que há mais probabilidades de ferir ambos os olhos e de os danificar.

Avaliar as questões de segurança:

Para tentar ajudar a prevenir estas lesões e melhorar as normas de segurança, vários fabricantes introduziram diversos dispositivos de segurança. Os produtos de arnês de segurança baseiam-se num dos seguintes elementos:

1. Inserção de um mecanismo de desbloqueio de segurança para que o arco facial se desengate da tração em caso de aplicação de força excessiva.

2. A regulação do arco facial é concebida de forma a não ser traumática em caso de deslocação.

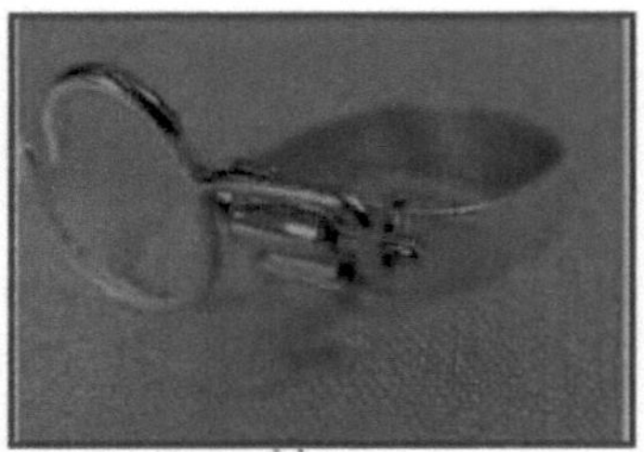

Figure 30. Recurved loops disengagement

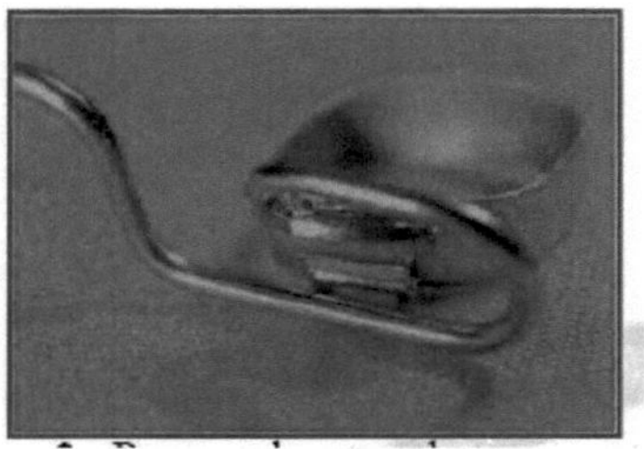

Figure 31. Reverse entry to prevent disengagement

3. Colocação de um componente adicional para evitar que o arco facial se desloque dos tubos intra-orais.

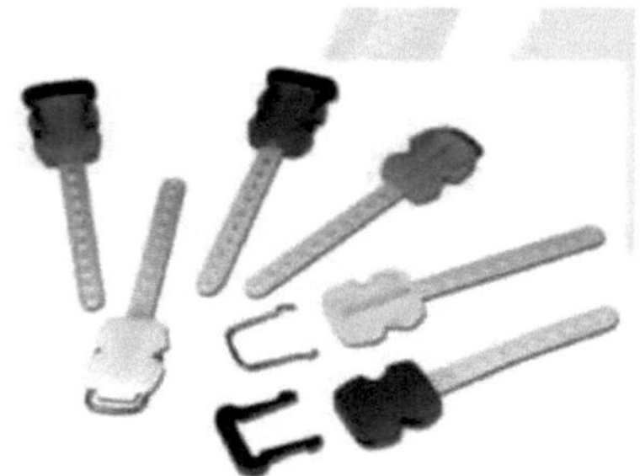

Figura 32. Módulos de segurança

Gestão proactiva dos riscos

A tração extra-oral só deve ser prescrita aos pacientes que possam cumprir as instruções do ortodontista. A utilização do equipamento deve ser claramente demonstrada aos pacientes e aos pais. Deve ser obtido um consentimento escrito do paciente ou dos pais. É importante instruir os pais no caso de pacientes jovens, menos dextrosos ou com problemas de visão. Devem ser dadas instruções escritas a todos os doentes e pais para que as levem consigo. As instruções devem incluir o seguinte

1) Os doentes devem ser aconselhados a nunca usar o arnês durante as actividades lúdicas.

2) Deve utilizar um espelho aquando da utilização do aparelho.

3) Se outra pessoa agarrar o arco facial, o doente deve também segurá-lo até que a outra pessoa o solte. Em seguida, o doente deve desmontar a touca/cinta de pescoço e o arco facial para verificar se nada se deslocou ou partiu.

4) Colocar sempre primeiro o arco facial de bloqueio. Quando o arco facial de bloqueio tiver sido colocado, o doente deve verificar no espelho se está corretamente encaixado e confirmar o "bloqueio" com um ligeiro puxão para a frente. Assim que o arco facial estiver na posição correcta, pode colocar o boné de cabeça / cinta para o pescoço, enquanto segura o arco facial, com a tensão prescrita pelo ortodontista.

5) Se a touca / a fita para o pescoço / o arco facial se soltarem durante a noite ou se houver qualquer outro problema, os doentes devem deixar de usar o aparelho e voltar a consultar o médico o mais rapidamente possível.

6) Se o paciente tiver problemas para desbloquear ou remover o arco facial, não deve ser usada força excessiva para o remover. O arco facial deve ser deixado no lugar e o paciente deve comparecer ao consultório ortodôntico o mais rápido possível para que o ortodontista possa corrigir o problema.

7) Antes de retirar o arco facial, o doente deve retirar primeiro a touca/cinta de pescoço.

8) Se o doente acordar e retirar a touca/cinta de pescoço e o arco facial a meio da noite, deve colocá-los fora da cama antes de voltar a dormir.

9) O doente e os pais devem também ser informados de que, "se, na eventualidade rara e improvável, suspeitarem que a parte do boné / fita para o pescoço / arco facial pode ter causado uma lesão no olho, este deve ser examinado sem demora por um médico com formação adequada.

Referências:

1. Holland G N, Wallace D A, Severe ocular injuries from orthodontic headgear. Archives of Ophthalmology 103;649-651.

2. Kathryn, A gama e a eficácia dos produtos de proteção da cabeça. Eur. J. Ortho. (1989) 11; (3) 228-234.

3. Booth - Monson S, Birnie D J. Lesão ocular penetrante causada por um arnês ortodôntico - relato de um caso. Eur. J. Ortho.1988, 10: 111-114.

4. Samuels RHA, Jones ML. Lesões do arco facial ortodôntico e equipamentos de segurança. Eur J Ortho. 1994; 16: 385-394.

5. Samuels RHA. Uma revisão das lesões do arco facial ortodôntico e dos equipamentos de segurança. Am. J. Orthod. Dent. Orthop. 1996; 110: 269-272.

6. Chaushu G, Chaushu S, Weinberger T. Lesões infra-orbitais causadas por aparelhos ortodônticos. Am. J. Orthod. Dent. Othrop. 1997; 112 : 364-366

CAPÍTULO 9. EFEITO DELETÉRIO NA ARTICULAÇÃO TEMPOROMANDIBULAR

Há muito tempo que os ortodontistas se interessam pelos problemas associados ao diagnóstico e tratamento dos distúrbios temperomandibulares. De facto, o tratamento ortodôntico tem sido caracterizado em diversas publicações como causador e curador da desordem temperomandibular. O interesse da especialidade ortodôntica sobre a associação ou não entre o tratamento ortodôntico e as DTMs aumentou dramaticamente durante a última década. No entanto, a atenção da comunidade ortodôntica em relação às DTMs aumentou no final da década de 1980, após o litígio envolvendo as alegações de que o tratamento ortodôntico era a causa proximal das DTMs em pacientes ortodônticos. Este clima de litígio estimulou a Associação Americana de Ortodontia não só a patrocinar uma série de teleconferências e boletins informativos sobre gestão de risco, mas também a financiar pesquisas sobre a relação do tratamento ortodôntico com as DTMs.

Definição:

As perturbações temporo-mandibulares, em sentido lato, devem ser consideradas um conjunto de perturbações articulares e musculares na área oro-facial, caracterizadas principalmente por dor, sons articulares e função irregular ou desviada da mandíbula.

Sintomas das DTMs:

-Dor nas articulações temporomandibulares. -Dor nos músculos mastigatórios, -Dor ao movimento mandibular,

- sons articulares e bloqueio/luxação das articulações, bem como restrição dos movimentos mandibulares.

- mobilidade dos dentes, desgaste oclusal, dor de cabeça, dor na região do ouvido são outros sintomas associados à DTM

Factores associados às DTM:

Uma revisão da literatura científica revela cinco factores principais associados às

DTM.

1) Condição oclusal

2) Trauma

3) Stress emocional

4) Dor profunda na articulação

5) Actividades parafuncionais

1) Condição oclusal:

Pullinger, Seligman e Gornbein (1993) tentaram investigar a relação, se existente, entre os factores oclusais e as DTMs, utilizando uma análise multifatorial cega. Concluíram que nenhum fator isolado foi capaz de diferenciar os doentes dos indivíduos saudáveis. Quatro características oclusais, no entanto, ocorreram principalmente em pacientes com DTM e eram raras em indivíduos normais:

-A presença de mordida aberta esquelética

-Posição de contacto reprimida (RCP) e deslizamentos ICP superiores a 2 mm

-Overjets superiores a 4 mm

-Cinco ou mais dentes posteriores ausentes ou não substituídos. Infelizmente, todos estes sinais não são apenas raros em indivíduos saudáveis, mas também em populações de doentes, o que indica uma utilidade diagnóstica limitada destas características.

Pullinger e colaboradores concluíram que muitos parâmetros oclusais que tradicionalmente se acreditava serem influentes, contribuem apenas em pequenas quantidades. No entanto, este estudo relata a relação estática dos dentes e o padrão de contacto dos dentes durante vários movimentos excêntricos, estas relações estáticas podem fornecer apenas uma visão limitada do papel da oclusão e das DTM.

Relação funcional dinâmica entre oclusão e DTMs..:

Ao considerar a relação funcional dinâmica entre a mandíbula e o crânio, parece que a condição oclusal pode afetar algumas DTMs de pelo menos duas formas. A primeira relaciona-se com a forma como a condição oclusal afecta a estabilidade ortopédica da mandíbula à medida que esta se carrega contra o crânio. A segunda é a forma como alterações agudas na condição oclusal podem influenciar a função mandibular, levando assim a sintomas de DTM.

DTM vs Tratamento ortodôntico :

Os benefícios do tratamento ortodôntico no tratamento das DTMs são questionáveis, uma vez que a oclusão é considerada como tendo um papel limitado no tratamento das DTMs, mas o potencial efeito prejudicial do tratamento ortodôntico na ATM tem captado a atenção da comunidade ortodôntica.

Alguns dos exemplos de tratamento ortodôntico que podem levar a DTM são:

1) Efeito do arnês e dos elásticos de classe II:

• Nas más oclusões de classe II com cúspides profundamente interligadas, o aparelho extrabucal e/ou os elásticos de classe II são frequentemente utilizados num esforço para colocar o paciente na relação cúspide de classe I.

• À medida que a maxila é movida para trás, as cúspides interligadas tentarão retrair a mandíbula quando o paciente se fecha na máxima intercuspidação. Esse movimento compensatório da mandíbula pode exercer pressão distal sobre os côndilos e, possivelmente, provocar uma luxação anterior do disco.

• Para corrigir este problema no tratamento ortodôntico, uma solução possível é a aplicação de um plano plano de acrílico, que pode ser colado nas superfícies oclusais dos molares e pré-molares inferiores após a colocação do aparelho fixo, ou pode ser um plano de mordida amovível.

• Para evitar a erupção excessiva do segmento anterior, deve ser efectuada uma curva inversa de spee em ambos os arcos U/L. Se os planos de mordida forem usados durante um período mais longo, pode haver intrusão dos segmentos posteriores juntamente com a intrusão dos anteriores, o que é feito pelos arcos.

• Quando são utilizados os planos de mordida colados, os dentes superiores movem-se livremente para distal, uma vez que não há interbloqueio de cúspides, pelo que não há qualquer efeito na mandíbula

• Quando as cúspides ultrapassam o "contacto ponto a ponto", o plano de mordida é removido. Agora, as inclinações das cúspides tendem a guiar a mandíbula para a frente e a maxila para trás aquando do fecho máximo. Isto pode ajudar na retração da maxila mas, ao mesmo tempo, a mandíbula é movida para a frente, o que, mais uma vez, pode aliviar os problemas da ATM.

2) Efeito de elásticos cruzados para corrigir a linha média:

• Os elásticos cruzados têm um efeito mais subtil na ATM.

• Quando a mandíbula é puxada para um lado, a pressão distal é colocada apenas num côndilo.

• Se isto criar um problema de ATM, os elásticos da linha média devem ser usados apenas durante as horas de vigília, para que os músculos possam ajudar a manter a mandíbula para a frente.

3) Efeito do aparelho extrabucal invertido ou dos elásticos de classe III na correção da má oclusão de classe III:

Ambos exercem uma pressão distal sobre a mandíbula.

• Se houver um problema em desenvolvimento, pede-se ao doente que use um aparelho de cabeça invertida ou elásticos de classe III durante as horas de vigília, uma vez que a tensão ou o tónus muscular posicionam a mandíbula para a frente durante essas horas.

• Quando usada à noite, os músculos estão relacionados e há mais pressão distal no côndilo, uma vez que a atividade muscular de compensação não está em jogo.

• Se o paciente não tolerar esses aparelhos, mesmo durante o dia, ou se houver história de dor, o autor recomenda que o resultado desejado do tratamento ortodôntico seja comprometido ou que se considere a possibilidade de iniciar a ortodontia cirúrgica.

4) Efeitos da expansão inferior e da contração superior:

• Na maioria dos casos de mordida profunda, os dentes anteriores inferiores apinhados estão em contacto com a lingual dos dentes anteriores superiores. Existe um espaçamento nos dentes anteriores superiores. O pedido comum do paciente é fechar os espaços nos dentes anteriores superiores. Se o ortodontista tentar fechar os espaços dos dentes anteriores superiores sem abrir a mordida, pode criar um contacto prematuro com os dentes anteriores inferiores e exercer uma pressão distal sobre a mandíbula que pode resultar em dor ou disfunção da ATM.

• Nestes casos de mordida profunda, deve primeiro abrir-se a mordida e planear cuidadosamente a angulação anterior inter-incisal adequada, de modo a que o encerramento do espaço maxilar possa ser efectuado sem afetar os dentes anteriores inferiores.

5) A fase retentiva:

• De acordo com muitos observadores de DTM, a fase retentiva do tratamento ortodôntico pode causar mais problemas na ATM do que qualquer outro procedimento ortodôntico.

• A maioria dos casos tratados ortodonticamente apresenta, no início, mordida profunda dentária. Se for tratada por extrusão dos posteriores, haverá um aumento da dimensão vertical da face inferior. Na maioria dos casos, a dimensão vertical da face inferior tende a voltar à sua altura original.

• Este facto pode ser atribuído à força muscular constante e ao padrão morfogenético que se sobrepõe à estrutura óssea e dentária. Quando a altura facial inferior é aumentada, os músculos são esticados, mas os músculos contraem-se e tentam manter a sua posição original, tendendo a restaurar a altura facial às suas proporções originais.

• Assim, nos casos de más oclusões de mordida profunda tratadas ortodonticamente, a mordida tende a fechar-se a velocidades variáveis, que vão desde meses a anos.

• À medida que a mordida se fecha, os dentes anteriores inferiores são forçados a entrar em contacto prematuro com as superfícies linguais dos dentes anteriores superiores, o que constitui um plano inclinado acentuado, especialmente quando o torque não é adequado.

À medida que a mordedura se aprofunda, podem ser observados quatro efeitos adversos possíveis.

1) Espaçamento nos dentes anteriores superiores

2) Encolhimento nos dentes anteriores inferiores

3) Tende a deslocar a maxila para a frente

4) Conduzir a mandíbula distalmente.

Uma vez que a maioria dos ortodontistas coloca uma contenção fixa de 3 a 3 nos dentes anteriores superiores e inferiores após o tratamento ativo, estas contenções previnem

1) Os dentes anteriores inferiores não se aglomeram ou colapsam à medida que a mordida se aprofunda.

2) Evita que os dentes anteriores superiores rodem, se separem ou se desloquem para a frente. Mas, ao mesmo tempo, não podem evitar outros dois efeitos adversos de uma mordida profunda:

3) Movimento para a frente do maxilar

4) Movimento distal da mandíbula.

Isto é exacerbado pelo crescimento horizontal tardio da mandíbula.

Controlo das DTMs antes, durante e após o tratamento ortodôntico:

Todos os pacientes, independentemente do tipo de má oclusão e das razões que os levaram a procurar tratamento ortodôntico, devem receber a mesma atenção durante a triagem inicial, antes do início da terapia. Na anamnese, deve ser dada especial atenção a doenças inflamatórias ósseas ou musculares (ex.: artrite reumatoide), traumatismos craniofaciais e dor facial crónica.

Se não houver evidência de DTM, o ortodontista deve prosseguir com o tratamento como planeado. Se for evidente alguma coisa, o paciente deve ser informado primeiro e todos os resultados devem ser documentados no seu processo.

A terapia ortodôntica não deve ser realizada em pacientes com sinais e sintomas agudos e graves de DTM até que estes problemas estejam controlados. O exame clínico da função do sistema estomatognático deve ser efectuado regularmente durante todo o período de tratamento ortodôntico. Se ocorrerem sinais e sintomas graves de DTM durante a terapia ortodôntica, o diagnóstico diferencial influenciará a decisão do ortodontista de

1. Adiar o tratamento.

2. Alterar a oclusão com movimentos dentários ortodônticos correctivos

3. Encaminhar para um cirurgião ortopédico ou especialista em DTM

4. Interromper o tratamento.

Um diagnóstico diferencial deve ser feito antes de qualquer decisão sobre a continuação do tratamento ortodôntico. Em alguns casos, o clínico pode considerar o adiamento do tratamento até que a DTM esteja sob controlo. Nesses casos, várias modalidades precisam ser aplicadas, conforme discutido abaixo.

É imperativo um conhecimento profundo dos distúrbios temporomandibulares, da sua etiologia e dos meios para os corrigir. Alguns problemas de desarranjos internos da ATM, tais como deslocamento do disco com redução ou deslocamento do disco sem redução durante a sua fase aguda; dor miofacial associada a parafunção; ou hipertonicidade muscular ou secundária a trauma podem ser tratados com sucesso através de talas acrílicas oclusais planas ou reposicionadas. Com o uso de talas, ocorre a desarticulação da oclusão, eliminando assim as interferências oclusais existentes, o que tem um efeito nas relações maxilomandibulares, na função muscular, na atividade parafuncional e nos arranjos internos da ATM. Uma vez aliviados os sintomas das DTMs, a terapia com talas pode ser seguida pela segunda fase do tratamento, que é a correção da oclusão pelo ortodontista.

Os sintomas transitórios de DTM durante o tratamento ortodôntico podem estar associados a interferências oclusais traumáticas ou ao movimento dos dentes. Nestes casos, podem ser necessários procedimentos ortodônticos correctivos adequados. Em alguns casos, pode ser necessário interromper o uso de elásticos intermaxilares pesados se surgirem dores musculares e na ATM após o seu uso. Um ajuste semelhante também pode ser necessário durante a fase inicial da força extra-oral.

Os procedimentos de contenção para pacientes que realizaram tratamento ortodôntico e apresentam DTM devem ter como objetivo minimizar a recidiva ortodôntica e preservar o equilíbrio funcional existente entre a ATM, os músculos e a oclusão estabelecida. Os aparelhos de contenção que incorporam uma tala acrílica de cobertura total para uso noturno podem contribuir para a redução das influências prejudiciais das atividades parafuncionais sobre a oclusão, os músculos e a ATM.

Referências:

1. Pollack B. Cases of note: Michigan jury awards $850,000 in ortho case: a tempest in a teapot. Am J Orthod Dentofac Orthop.1988;94:358-9.

2. McNamara JA Jr, Seligman DA, Okeson JP. A relação do tratamento ortodôntico e dos fatores oclusais com as DTMs. In: Sessle B J, Bryant PS, Dionne RA, editores. Temporomandibular disorders and related pain conditions progress in pain research. Vol. 4. Seattle: IASP Press, 1995:399-423.

3. Thompson JR. A posição de repouso da mandíbula e o seu significado para a ciência dentária. J Am Dent Assoc 1946;33:151-80.

4. Thompson JR. Função: a fase negligenciada da ortodontia. Angle Orthod 1956;26:129-43.

5. Thompson JR. Função anormal do sistema estomatognático e suas implicações ortodônticas Am J Orthod 1962; 48:758-65.

6. Graber TM. Desordens temporomandibulares: concordância e conflito. In: Carlson DS, editor. Teoria do crescimento craniofacial e tratamento ortodôntico. Monografia 23, Série Crescimento Craniofacial, Centro de Crescimento e Desenvolvimento Humano. Ann Arbor: Universidade de Michigan, 1990:117-51.

7. Ricketts RM. Várias condições da articulação temporomandibular reveladas pela laminografia cefalométrica. Angle Orthod 1952;22:98-115.

8. Ricketts RM. Laminografia no diagnóstico de desordens da articulação temporomandibular. J Am Dent Assoc 1953;46:620-48.

9. Ricketts RM. Estado atual da laminografia em relação à medicina dentária. J Am

Dent Assoc 1962;65:56-64.

10. Ricketts RM. Oclusão: o meio da medicina dentária. J Prosth Dent 1969;21:39-60.

11. Reynders RM. Ortodontia e desordens temporomandibulares: uma revisão da literatura (1966-1988). Am J Orthod Dentofac Orthop 1990;97:463-71.

12. McNamara JA Jr, Seligman DA, Okeson JP. Oclusão, tratamento ortodôntico e desordens temporomandibulares: uma revisão. J Orofac Pain 1995;9:73- 90.

13. Rugh JD, Solberg WK. Estado da saúde oral nos Estados Unidos. Desordens temporomandibulares. J Dent Educ 1985;49:398- 404.

14. Schiffman E, Fricton JR. Epidemiologia da dor na ATM e craniofacial. Em: Fricton JR, Hathaway KM, editores. TMJ and craniofacial pain: diagnosis and management. St. Louis: IEA,1988:1-10.

15. De Kanter RJ, Truin AM, Burgersdijk GJ, Van't Hof MA, Battistuzzi PGFCM, et al. Prevalência na população adulta holandesa e uma meta-análise dos sinais e sintomas de desordens temporomandibulares. J Dent Res 1993;72:1509-18.

16. Greene CS. Desordens temporomandibulares na população geriátrica. J Prosthet Dent 1994;72:507-9.

17. Nourallah H, Johansson A. Prevalência de sinais e sintomas de desordens temporomandibulares numa população jovem saudita do sexo masculino. J Oral Rehabil 1995;22:343-7.

18. Hiltunen K, Schmidt-Kaunisaho K, Nevalainen J, Narhi T, Ainamo A. Prevalência de sinais de perturbações temporomandibulares entre os habitantes idosos de Helsínquia, Finlândia. Ata Odontol Scand 1995;53:20-3.

19. Montegi E, Miyasaki H, Oguka I. Um estudo ortodôntico dos distúrbios da articulação temporomandibular, I: pesquisa epidemiológica em japoneses de 6 a 18 anos de idade. Angle Orthod 1992; 62:249-56.

CAPÍTULO 10. DOR E DESCONFORTO DEVIDOS AO TRATAMENTO ORTODÔNTICO

A dor é uma experiência comum para os pacientes submetidos a qualquer tipo de tratamento dentário. Pode até acontecer que os doentes decidam evitar o tratamento dentário devido à dor que antecipam ou ao medo da dor. Estudos sobre os factores de risco mostraram que evitar os cuidados dentários entre os adultos resulta frequentemente de ansiedade ou fobia dentária. A situação não é diferente para os pacientes que procuram tratamento ortodôntico. Os doentes sentem frequentemente algum grau de desconforto após a colocação de aparelhos ortodônticos, que se manifesta através de sensações de pressão, tensão, dor nos dentes e dor. Os procedimentos ortodônticos como a colocação de separadores, a colocação e ativação de arcos, a aplicação de forças ortopédicas e a descolagem produzem dor nos pacientes. A dor induzida pelo aparelho ortodôntico pode afetar negativamente a cooperação do paciente e tem sido relatada como um dos factores mais importantes para desencorajar os pacientes a procurar cuidados ortodônticos. Patel e Lew relataram que cerca de 8% e 30% dos pacientes, respetivamente, interrompem o tratamento devido à dor sentida nos estágios iniciais do tratamento ortodôntico. Diferentes estudos prospectivos realizados por Scheurer e colaboradores e Kvam e colaboradores relataram que cerca de 95% dos pacientes sentem dor durante o tratamento ortodôntico.

Mecanismo da dor ortodôntica

Burstone relatou que há uma resposta imediata e tardia da dor após a aplicação da força ortodôntica. A resposta inicial é devida à compressão e a resposta tardia é devida à hiperalgesia do ligamento periodontal. Quando forças mecânicas são aplicadas nos dentes, as alterações resultantes no fluxo sanguíneo iniciam uma reação inflamatória aguda nos tecidos periodontais. A partir desta resposta inflamatória, são libertados vários mediadores inflamatórios, tais como a substância P (SP), a histamina, a encefalina, a dopamina, a serotonina, as prostaglandinas e os leucotrienos, que, por sua vez, produzem a hiperalgesia.

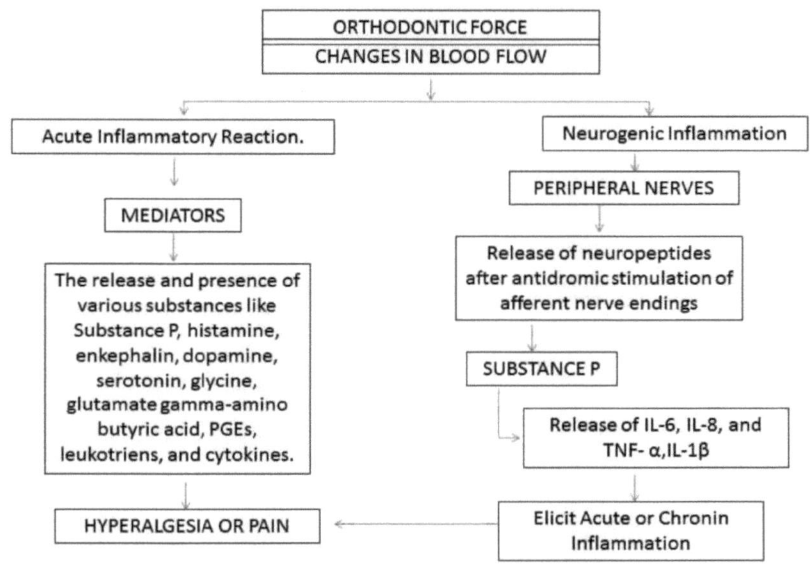

Investigações recentes apontam para o facto de o processamento de informações complexas resultantes da aplicação de forças mecânicas envolver até neurónios, que actuam através de mediadores químicos como moduladores da resposta efectora ao estímulo. Esta contribuição neural, designada por "inflamação neurogénica", envolve a libertação antidrómica de neuropeptídeos após a estimulação de terminações nervosas aferentes na sequência do início da reação inflamatória. O papel da proteína do neurofilamento (NFP), do peptídeo relacionado com o gene da calcitonina (CGRP), do polipeptídeo intestinal vasoativo (VIP) e do neuropeptídeo Y (NPY) foi identificado neste processo. Sabe-se que o SP, que é libertado a partir de terminações nervosas periféricas sensoriais, modula a secreção de citocinas pró-inflamatórias como a interleucina (IL)-1β, IL-6 e o fator de necrose tumoral-α (TNF-α) a partir de monócitos, que são conhecidos por provocar inflamação aguda ou crónica e estimular a reabsorção óssea. Esta descoberta é confirmada pela observação de um aumento acentuado dos níveis de IL-1β e TNF nas células do ligamento periodontal e do osso alveolar de caninos de gatos movimentados ortodonticamente. As forças ortodônticas também aumentam os níveis de prostaglandinas e leucotrienos, que são potentes mediadores inflamatórios, causando aumento do fluxo sanguíneo e induzindo quimiotaxia. É evidente que todos os procedimentos ortodônticos criam zonas de tensão e compressão no espaço PDL, resultando numa experiência dolorosa para os pacientes.

Separação ortodôntica e dor

A criação de espaço mesial e distalmente aos dentes a serem bandados é o passo inicial da mecanoterapia ortodôntica fixa. É sabido que a colocação de separadores ortodônticos (fio de latão, elastómeros, separadores de aço tipo mola e elásticos de látex) resulta numa experiência dolorosa para quase todos os pacientes. É relatado que a dor está associada ao processo de separação ortodôntica e começa dentro de 4 horas após a sua colocação, com um nível de pico no dia 2 que pode durar 7 dias.

Colocação e ativação do arco

A dor associada com a colocação inicial do arco já foi pesquisada anteriormente. A dor é sentida pela maioria dos pacientes 4 horas após a colocação do fio, com um pico às 24 horas e depois diminui. Pode haver uma variação diurna na dor sentida pelos pacientes - com o entardecer e a noite apresentando os escores mais altos. A dor geralmente dura 2 a 3 dias e diminui gradualmente de intensidade no quinto ou sexto dia.

A comparação de vários arcos para determinar as diferenças na perceção da dor não mostrou resultados estatisticamente significativos. Não foi encontrada nenhuma diferença na intensidade, prevalência ou duração da dor entre os diferentes arcos. Os pacientes relataram mais dor nos dentes anteriores do que nos posteriores devido às diferenças na área de superfície da raiz, maior envolvimento dos dentes anteriores durante o nivelamento e maior uso dos dentes anteriores para morder. Fernandes et al relataram que, após 11 horas de aplicação de força, a perceção de dor foi maior na arcada inferior do que na superior.

Em suma, tanto a colocação do arco como a ativação causam dor e podem afetar os hábitos alimentares, bem como as actividades da vida diária dos pacientes.

Tipo de aparelho

O efeito de diferentes aparelhos (fixos e removíveis) na experiência de dor foi avaliado. Os pacientes que usavam aparelhos fixos relataram valores mais elevados para as intensidades de pressão, tensão, dor e sensibilidade nos dentes. Assim, conclui-se que os aparelhos fixos provocam mais dor quando comparados com os aparelhos amovíveis.

Posições iniciais dos dentes e níveis de força

Gianelly e Goldman (1971) afirmaram que grandes forças causavam maior compressão periodontal e, portanto, mais dor.

Jones e Richmond (1985) avaliaram a relação entre as posições iniciais dos dentes, os níveis de força aplicada e a dor sentida, mas não observaram correlação estatisticamente significativa entre os três parâmetros. Todos esses achados apontam para o fato de que as más oclusões, por mais severas que sejam, quando submetidas ao tratamento ortodôntico, provocarão uma resposta dolorosa, e pouca correlação existe entre o grau de resposta à dor e a magnitude da força aplicada.

Forças ortopédicas e tensão sutural

A ortopedia craniofacial utiliza forças mecânicas de grande magnitude que, quando aplicadas, são absorvidas e transmitidas ao complexo craniofacial. Estas forças vão produzir uma série de reacções caracterizadas por deslocação dos tecidos, deformação e desenvolvimento de tensão interna. Como parte do processo inflamatório, o doente sente uma sensação dolorosa, que se manifesta frequentemente em toda a região craniofacial. Cerca de 28% dos doentes referiram a dor como o fator que os impedia de usar arnês ou elásticos.

Os doentes sentem frequentemente desconforto após 24 horas de utilização do arnês e verifica-se uma diminuição acentuada da dor após 3 dias. Cureton sugeriu que o uso de um arnês e de um TPA nunca deve ser iniciado em conjunto e que o uso do arnês deve preceder o uso do TPA em pelo menos uma semana.

Descolagem

Williams e Bishara (1992) avaliaram o nível de limiar para o desconforto do paciente na descolagem e concluíram que a mobilidade do dente e a aplicação da força eram os dois factores importantes que influenciavam. Eles descobriram que as forças intrusivas produzem menos dor na descolagem em comparação com as forças aplicadas na direção mesial, distal, facial, lingual ou extrusiva. Sugeriram a aplicação de pressão com os dedos ou pedir ao paciente para morder um pedaço de rolo de algodão para minimizar a dor durante a descolagem. A utilização de uma cera para rebordo oclusal ou de bolachas de mordida em acrílico macio também pode ser utilizada para uma descolagem sem dor. Normando et al. avaliaram o grau de dor durante a descolagem com dois instrumentos e verificaram que o instrumento lift-off provocava níveis de dor quase duas vezes inferiores aos do alicate de corte de arame.

Classificação da dor

Burstone (1962) classificou a resposta dolorosa à mecânica ortodôntica de duas formas: uma depende da relação da aplicação de força com a dor e a outra de acordo com o tempo de início. Segundo esse autor, o grau de dor percebido em resposta à quantidade de aplicação de força pode ser dividido em três:

1. Primeiro grau: o paciente não sente dor, a não ser que o ortodontista manipule os dentes a serem movidos pelo aparelho, por exemplo, usando instrumentos como um empurrador de banda ou um medidor de força.

2. Segundo grau: dor ou desconforto causado durante o apertamento ou mordida forte - geralmente ocorre na primeira semana após a colocação do aparelho. O paciente será capaz de mastigar uma dieta normal com este tipo de dor.

3. Terceiro grau: se este tipo de dor aparecer, o doente pode ser incapaz de mastigar alimentos de consistência normal.

Com base no tempo de início, Burstone (1962) classificou a dor da seguinte forma:

1. Imediata: que está associada à aplicação súbita de forças pesadas sobre o dente, por exemplo, uma amarração rígida em forma de oito entre os incisivos centrais para fechar

um diastema na linha média.

2. Retardada: produzida por uma variedade de valores de força, desde leves a pesados, e representa uma hiperalgesia da membrana periodontal. Este tipo de resposta de dor diminui com o tempo, ou seja, a reação de dor pode começar como de terceiro grau mas tornar-se de segundo ou primeiro grau com o passar do tempo.

Tratamento da dor ortodôntica:

A. Medicamentos para o controlo da dor

A literatura existente apoia a utilização de anti-inflamatórios não esteróides (AINEs) para o controlo da dor, apesar de terem sido sugeridos outros métodos (tais como gel anestésico, pastilhas de mordida, estimulação eléctrica nervosa transcutânea, utilização de laser de baixa intensidade e estimulação vibratória). A maior preocupação relativamente aos AINEs é a interferência produzida na inflamação associada ao processo de movimentação dentária. Doses baixas administradas durante um ou dois dias nas fases iniciais não afectam o processo de movimentação dentária.

Foram publicados inúmeros estudos que investigaram vários fármacos, como o ibuprofeno, a aspirina, o acetaminofeno, o misoprotol, a indometacina, o naproxan sódico e o inibidor da cox-2, o rofecoxib. Todos concordam com o facto de que estes medicamentos reduzem eficazmente o desconforto e a dor causados pelos aparelhos, inibindo ou pelo menos reduzindo a resposta inflamatória causada pela força aplicada. É evidente que a libertação de PGE, o principal mediador da resposta inflamatória após a aplicação de força, será inibida pelos AINEs, causando uma redução do movimento dentário. Após a administração de AINEs, há inibição da atividade da ciclo-oxigenase, o que resulta numa alteração da remodelação vascular e do colagénio extracelular, provocando uma redução da taxa de movimentação dentária.

Um desenvolvimento recente nesta área de controlo da dor é a introdução do rofecoxib, o inibidor da cox-2. Foi relatado que este fármaco não tem efeito sobre os níveis de PGE 1 e pode ser utilizado com segurança para o controlo da dor durante a mecanoterapia ortodôntica.

A tendência atual é a utilização de analgésicos preemptivos ou pré-operatórios, que são administrados pelo menos uma hora antes de cada procedimento ortodôntico. A analgesia preemptiva bloqueia os impulsos nervosos aferentes antes que eles atinjam o sistema nervoso central, abolindo o processo de sensibilização central.

Vários medicamentos que se revelaram eficazes na diminuição da dor são os seguintes

1. 400 mg de ibuprofeno 1 hora antes da consulta

2. 550 mg de naproxano sódico.

3. Devem ser administradas pelo menos uma ou duas doses pós-operatórias para um controlo completo da dor após as consultas de ortodontia.

B. Gel anestésico:

Um gel anestésico "oraqix", que é uma combinação de lidocaína e prilocaína numa proporção de 1:1 em peso, pode ser útil na realização de procedimentos ortodônticos, como a colocação e cimentação de bandas, a ligadura de arcos e a remoção de bandas/braquetes. A vantagem deste sistema é o seu método de administração, que simplesmente introduz o gel na fenda gengival. O procedimento é relatado como sendo totalmente indolor.

C. Bite Wafers e pastilhas elásticas:

Profitt sugere a utilização de pastilhas elásticas ou de uma bolacha de plástico durante as primeiras horas de ativação do aparelho para reduzir a dor. Isto irá deslocar temporariamente os dentes o suficiente para permitir que o sangue flua através das áreas comprimidas, evitando a acumulação de produtos metabólicos.

A goma de mascar Aspergum - um analgésico fraco - com aspirina, após a mecanoterapia ortodôntica, também é útil na redução do desconforto. Hwang et al. (1994) avaliaram o efeito das pastilhas de terabita na redução da dor. Observaram alívio da dor na maioria dos pacientes (56%), mas o restante dos indivíduos relatou aumento do desconforto após a mastigação das pastilhas.

D. Outros métodos:

Estes incluem

1. Estimulação vibratória

O uso de estimulação vibratória para reduzir a dor ortodôntica foi relatado pela primeira vez por Marie et al , mas em uma análise detalhada, verificou-se que a maioria dos pacientes não era capaz de tolerar as vibrações, uma vez que o desconforto se instalou. Isso levou à recomendação de que, se empregada, deveria ser usada antes do início da dor.

2. Estimulação eléctrica nervosa transcutânea (TENS)

Roth e Thrash (1986) avaliaram o efeito da TENS na redução da dor periodontal após a colocação de separadores. Embora tenha sido eficaz na redução da dor em 6 segundos após a colocação do elétrodo, e a técnica tenha sido utilizada por outros, não foram publicados mais relatórios.

3. Aplicação de laser de baixa intensidade

Lim et al., numa investigação clínica sobre a eficácia da terapia laser de baixa intensidade na redução da dor ortodôntica, obtiveram resultados desencorajadores e não se verificou que produzisse um alívio imediato da dor em doentes ortodônticos.

Os resultados globais indicam que os analgésicos continuam a ser a principal modalidade de tratamento para reduzir a dor ortodôntica. A investigação recente no sentido da sua utilização preventiva, bem como a concentração nos agentes que não envolvem a síntese e libertação de EGP, é promissora. No entanto, as acções farmacológicas, bem como os seus efeitos secundários, devem ser identificados antes de se prescreverem estes medicamentos na prática clínica de rotina.

Minimizar a dor e o desconforto é o objetivo de todos os médicos. No entanto, apesar dos grandes avanços na compreensão dos mecanismos da dor, bem como das novas abordagens ao seu controlo, ainda não é possível eliminar toda a dor.

É importante informar o doente sobre cada fase do tratamento, bem como sobre a dor e o desconforto que lhe estão associados. Ao prescrever o analgésico de eleição, o médico deve selecionar o mais eficaz com os menores efeitos secundários possíveis. A administração de um analgésico 1 hora antes da colocação do separador, da banda ou do fio do arco também pode ser considerada para o paciente ortodôntico.

Referências

1. Bird SE, Williams K, Kula K. Acetaminofeno pré-operatório vs ibuprofeno para controlo da dor após a colocação de separadores ortodônticos. Am J Orthod Dentofacial Orthop. 2007;132: 504-510.

2. Polat O, Karaman AI, Durmus E. Efeitos do ibuprofeno e do naproxeno sódico pré-operatórios na dor ortodôntica. Angle Orthod. 2005;75:791-796.

3. Krishnan V. Dor ortodôntica: das causas ao tratamento - uma revisão. Eur J Orthod. 2007;29:170-179.

4. Scheurer PA, Firestone AR, Burgin WB. Perception of pain as a result of orthodontic treatment with fixed appliances (Perceção da dor como resultado do tratamento ortodôntico com aparelhos fixos). Eur J Orthod. 1996;18: 349-357.

5. Al-Omiri MK, Alhaija ESA. Factores que afectam a satisfação do paciente após o tratamento ortodôntico. Angle Orthod. 2006;76:422-431.

6. Keim RG. Gerenciando a dor ortodôntica. J Clin Orthod. 2004; 38:641-642.

7. Ngan P, Kess B, Wilson S. Perceção de desconforto por pacientes submetidos a tratamento ortodôntico. Am J Orthod Dentofacial Orthop. 1989;96:47-53.

8. Dangott L, Thornton BC, Page P. Communication and pain (Comunicação e dor). J Comm. 1978;28:30-35.

9. Bergius M, Kiliaridis S, Berggren U. Pain in orthodontics: a review and discussion of the literature. J Orofac Orthop. 2000;61:125-137.

10. Polat O, Karaman AI. Controlo da dor durante a terapia com aparelhos ortodônticos fixos. Angle Orthod. 2005;75:210-215.

11. Bradley RL, Ellis PE, Thomas P, Bellis H, Ireland AJ, Sandy. A randomized clinical trial comparing the efficacy of ibuprofen and paracetamol in the control of orthodontic pain. Am J Orthod Dentofacial Orthop. 2006;132: 511517.

12. Roth P M, Thrash W J Effect of transcutaneous electrical nerve stimulation for controlling pain associated with orthodontic tooth movement . American Journal of Orthodontics and Dentofacial Orthop. 1986. 90 : 132 - 138.

13. Proffit WR: Ortodontia contemporânea. St Louis, Mosby, 1992.

14. Turhani D, Scheriau M, Kapral D, Benesch T, Jonke E, Bantleon HP. Pain relief by single low-level laser irradiation in orthodontic patients undergoing fixed appliance therapy. Am J Orthod Dentofacial Orthop. 2006;130:371-377.

15.Sergl HG, Klages U, Zentner: A dor e desconforto durante o tratamento ortodôntico factores causais e efeito sobre a adesão. Am J Orthod Dentofacial Orthop. 1998. 114:684-691.

CAPÍTULO 11. INGESTÃO OU ASPIRAÇÃO ACIDENTAL DE COMPONENTES DE APARELHOS ORTODÔNTICOS

Ocasionalmente, os aparelhos ortodônticos ou partes deles podem comprometer as vias respiratórias e o trato gastrointestinal devido à grande proximidade destes aparelhos à orofaringe. A incidência de aspiração ou deglutição de corpos estranhos dentários varia consideravelmente na literatura; num artigo de revisão, a variação foi de 3,6% a 27,7% de todos os corpos estranhos. A aspiração ou ingestão de aparelhos ortodônticos é menos comum, mas não varia quanto ao tipo de aparelho envolvido. A ingestão é mais prevalente do que a aspiração.

Os casos relatados incluem deglutição de arco transpalatino, pedaço de fio, aparelho Twin block fraturado, expansão palatina rápida, fragmento de aparelho removível, retentor de mola inferior, chave de aparelho de expansão, aparelho quad helix, componente de aparelho ortodôntico fixo, coroa de ouro fundido durante separação ortodôntica de dentes, perda de braquete ortodôntico na via aérea durante cirurgia ortognática, deslocamento de braquete ortodôntico em local de divisão sagital, presença de fio ortodôntico na cavidade nasal.

Os componentes ortodônticos são, na sua maioria, pequenos e, em combinação com a saliva, o seu manuseamento pode, por vezes, ser difícil. Na prestação de cuidados dentários, a tendência geral é tratar o doente em posição supina para facilitar o acesso à cavidade oral e melhorar o conforto do doente e do médico. Embora pareça óbvio que pode haver um maior risco de entrada de objectos na orofaringe nesta posição, são sempre possíveis acidentes quando se trata o doente em qualquer posição. Além disso, o uso insustentável de diques de borracha no tratamento ortodôntico aumenta esse risco.

Uma grande variedade de complicações resultantes de corpos estranhos tem sido documentada na prática clínica. Enquanto a maioria dos corpos estranhos passa sem intercorrências, alguns ficam impactados, frequentemente no esófago, e têm o potencial de causar complicações graves. A aspiração está associada a taxas de morbilidade e mortalidade mais elevadas.

SINAIS E SINTOMAS-

Esta situação é muito variável e depende do facto de se tratar de uma criança ou de um adulto. Quaisquer sintomas ou sinais também dependem em grande medida do local onde o objeto é atingido. Cerca de 75% das crianças que têm um corpo estranho impactado têm-no ao nível do esfíncter esofágico superior, enquanto cerca de 70% dos adultos afectados têm a impactação ao nível do esfíncter esofágico inferior.

Corpos estranhos a nível orofaríngeo

Em geral, cerca de 60% dos corpos estranhos ficam retidos a este nível. Os doentes têm normalmente uma sensação clara de que algo está retido, desconforto, salivação, incapacidade de engolir, comprometimento das vias respiratórias e também pode ocorrer infeção e perfuração.

Corpos estranhos a nível esofágico

Nos adultos, a apresentação é geralmente aguda, com uma sensação vaga de algo preso no centro do peito ou na região epigástrica, disfagia e acumulação de saliva/gota.

Nas crianças, apresenta-se com engasgamento, vómitos, vómitos, dor no pescoço e/ou na garganta, incapacidade de se alimentar, atraso no crescimento, febre, pneumonite/pneumonia de aspiração recorrente ou constrangimento/estrangulamento respiratório (devido ao impacto traqueal).

Corpos estranhos a nível subesofágico-

Pode apresentar-se com uma série de sintomas como distensão e desconforto abdominal, febre, vómitos recorrentes, passagem de sangue rectal/melaena e/ou outros sintomas de obstrução intestinal aguda ou subaguda.

Sintomas devidos a perfuração gastrointestinal-

Apresenta-se com mediastinite aguda com dor torácica, dispneia e odinofagia grave (dor associada à deglutição), juntamente com sinais de pneumonite/derrame pleural e peritonite aguda/subaguda.

Aspiração de corpo estranho nas vias respiratórias-

É uma emergência aguda e apresenta-se com paragem respiratória, estridor e a tríade clássica de pieira, tosse e dispneia.

DIAGNÓSTICO-

• Exame cuidadoso de toda a cavidade oral, faringe, laringe e esófago.

• Exames como radiografias do abdómen e do tórax, endoscopia, tomografia computorizada do tórax e do abdómen.

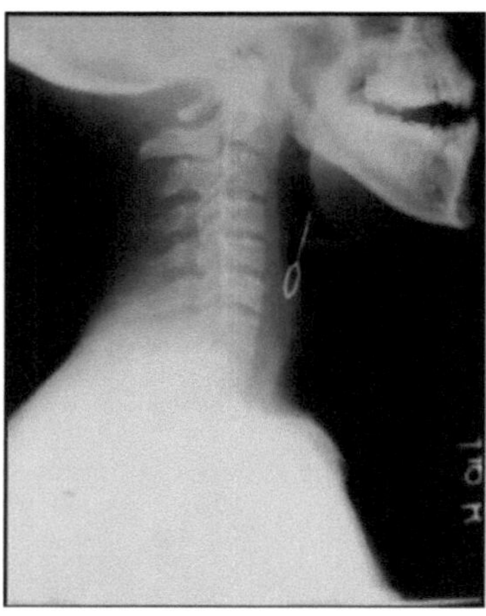

Figura 33. Radiografia lateral do pescoço mostrando chave de expansão na região da hipofaringe sobrepondo a sombra laríngea.

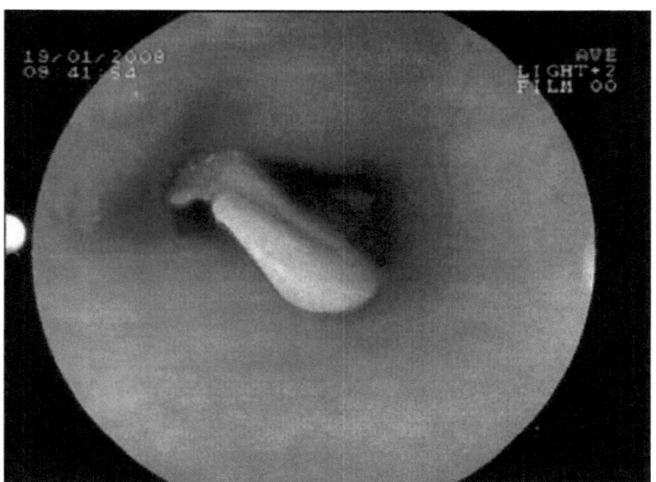

Figura 34. Endoscopia mostrando fragmento de Twin-block que estava alojado no esófago.

Recomendação para a prevenção:

As seguintes precauções, se tomadas pelo ortodontista durante a utilização de aparelhos ortodônticos, podem ajudar a reduzir o risco de acidentes em ortodontia.

Precauções gerais:

(1)   Seleção do paciente: o ortodontista deve ser extremamente cuidadoso durante a consulta inicial com pacientes com necessidades especiais ou crianças muito pequenas. Estes grupos são frequentemente incapazes de compreender as instruções dadas pelo ortodontista. É necessário avaliar individualmente o nível de cooperação e de envolvimento ativo dos pais. Raramente, o ortodontista pode optar por adiar o tratamento ou não efetuar qualquer tratamento.

(2)   Tipo de luvas: A utilização de luvas de látex com textura pode ajudar a melhorar a aderência aos instrumentos e componentes ortodônticos.

(3)   Os telemóveis devem ser desligados na clínica, pois podem distrair os pacientes, o ortodontista e os assistentes da cadeira.

(4)   Durante a realização da moldagem, o material de moldagem utilizado deve ter

uma boa viscosidade e a moldeira deve ter o tamanho e o encaixe correctos. Recomenda-se uma posição vertical para o paciente

Precauções com aparelhos fixos:

(1)   Ao cortar a extremidade distal do fio com um cortador de fio de extremidade distal seguro, o alicate às vezes não consegue segurar o fragmento cortado. O clínico deve sempre segurar um pedaço de guaze ou um rolo de algodão distal ao alicate para reter a extremidade cortada do fio.

(2)   Ao colocar e remover arcos transpalatais e quadri-hélices, pode ser aconselhável ter um longo comprimento de fio dental amarrado ao aparelho, preso através de um laço fechado no aparelho, para evitar a sua inalação ou deglutição em caso de queda. Além disso, estes aparelhos devem ser reforçados no ponto de fixação utilizando uma ligadura elastomérica ou uma ligadura de aço inoxidável.

(3)   Deve ser utilizada uma sucção de grande volume ao tentar efetuar procedimentos como a colocação de bandas e a colagem. As ligaduras devem ser fixadas com um comprimento adequado de fio dental através do tubo molar e as extremidades livres devem ser deixadas fora da boca, particularmente durante a ligação do segundo molar. O uso de tubos adesivos aumenta o risco de esses acessórios serem inalados ou engolidos se forem deslocados, por isso é aconselhável prender o fio sempre que possível. Durante a descolagem do aparelho, os braquetes devem ser colocados com o fio de base ainda preso.

(4)   A escolha do material e da classe do fio não deve ser ditada apenas pelas forças necessárias para movimentar os dentes, mas também pela capacidade do fio de suportar as tensões mastigatórias. Grandes extensões de fio sem suporte devem ser suportadas com tubos.

(5)   Todos os instrumentos ortodônticos que são utilizados intra-oralmente devem ser inspeccionados regularmente para detetar sinais de "desgaste ou fadiga de trabalho" e substituídos ou recondicionados regularmente. Recomenda-se uma verificação visual distal das extremidades de corte das fresas distais para detetar fios presos e limpar com gaze esterilizada após cada corte.

(6) As chaves para rodar os aparelhos expansores fixos intra-oralmente devem ser ligadas ao fio dental e qualquer contacto aberto no cabo da chave deve ser soldado para evitar que o fio dental deslize através do cabo. Atualmente, está disponível no mercado uma chave alternativa que está ligada a uma espátula de plástico e que pode ser uma alternativa preferível

(7) Os microimplantes devem ser adequadamente fixados ao aparelho principal através de olhais do implante, se existirem, por meio de ligaduras de aço.

(8) Se for planeada a utilização de molas de nitinol para retração, o ortodontista deve assegurar a sua correcta fixação ao aparelho.

(9) As molas helicoidais devem ser temporariamente estabilizadas no arame com cera durante a sua colocação.

Precauções com aparelhos amovíveis:

(1) É aconselhável utilizar acrílicos de cores diferentes, em vez de rosa ou transparente, para o fabrico de aparelhos removíveis, para facilitar a visualização do acrílico na broncoscopia ou endoscopia. Todos os aparelhos amovíveis devem ter uma retenção adequada e ser supervisionados regularmente.

(2) A conceção dos aparelhos ortodônticos removíveis deve evitar arestas vivas, componentes de arame com ganchos e pontas.

(3) As placas de acrílico devem ser inspeccionadas quanto à existência de fissuras devidas a fissuras ou a áreas desbastadas.

(4) Informar o doente, verbalmente e por escrito, aquando da colocação do aparelho, de que não deve tentar reinserir um fragmento do aparelho danificado, mal ajustado ou partido.

GESTÃO-

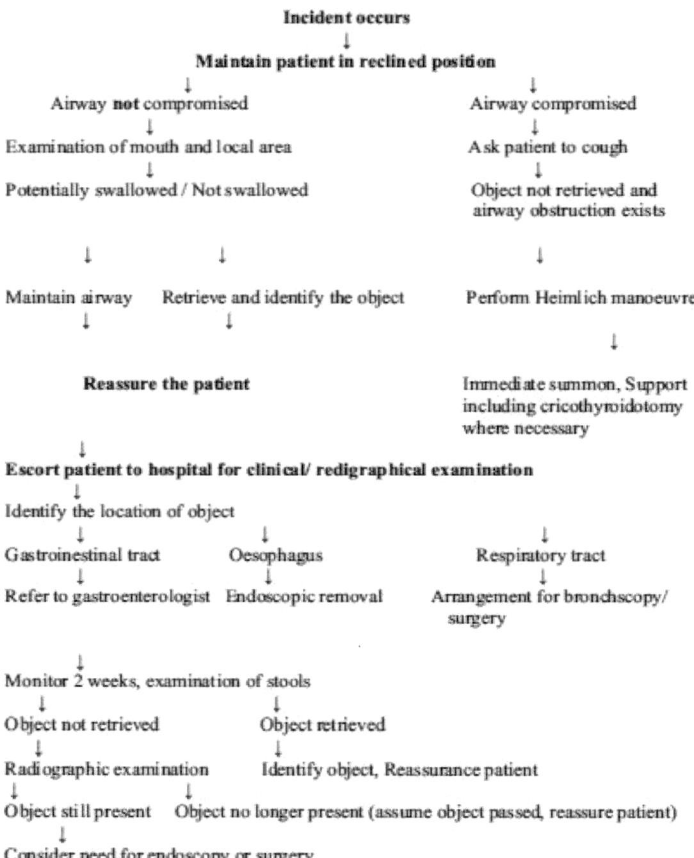

REFERÊNCIAS-

1. Umesan U, Chua K e Balakrishnan P. Prevention and management of accidental foreign body ingestion and aspiration in orthodontic practice 2012; 8: 245252.

2. Milton TM, Hearing SD, Ireland AJ. Ingested foreign bodies associated with orthodontic treatment: report of three cases and review of ingestion/aspiration incident management. Br Dent J. 2001;190(11):592-596.

3. Parolia A, Kamath M, Kundubala M, Manuel TS, Mohan M. Gestão da aspiração ou ingestão de corpos estranhos em medicina dentária. Jornal Médico da Universidade

de Kathmandu (2009), Vol. 7, N.º 2, Edição 26, 165-171.

4. Negi N, Vaid S, Chainta D, Negi KS. Ingestão acidental de um corpo estranho em Ortodontia.J Ind Orthod Soc 2013; 47(4):225-228.

5. Hoseini M, Mostafavi SM, Rezaei N e Boluri EJ Ingestão de fio ortodôntico durante o tratamento: Relato de um caso e revisão da gestão da ingestão ou aspiração de corpos estranhos (Emergências) 2013, Artigo ID 426591.

6. Neuhauser W. Deglutição de uma ponte temporária por um doente reclinado a ser tratado por um dentista sentado. Quintessence Int Dent Dig. 1997; 6: 9-10.

7. Tripathi T., Rai P, Singh H. Ingestão de corpo estranho de origem ortodôntica. AmJ Orthod Dentofacial Orthop 2011;139:279-83)

CONCLUSÃO

Em conclusão, os riscos associados ao tratamento ortodôntico são uma realidade, sendo as complicações resultantes de um processo multifatorial, incluindo aspectos relacionados ao paciente, ao ortodontista e às características técnicas dos aparelhos e procedimentos ortodônticos. A maioria dos efeitos deletérios da terapia ortodôntica é transitória e autocorretiva. No entanto, algumas excepções, como a descalcificação do esmalte, o desgaste do esmalte, etc., requerem reabilitação pós-tratamento.

Antes de iniciar a terapia ortodôntica, o médico deve informar o paciente sobre os vários efeitos associados à mesma e obter um consentimento informado do paciente. É importante que os pacientes estejam conscientes destes riscos potenciais, para que possam conhecer as suas responsabilidades e as expectativas que lhes são colocadas durante o tratamento. A boa evolução do tratamento ortodôntico está também relacionada com a compreensão e cumprimento por parte do paciente das indicações do médico, que visam sobretudo a higiene oral e a manutenção do aparelho, e o rigor na comparência às consultas periódicas. O não cumprimento destas condições pode resultar em danos nos componentes dos aparelhos ortodônticos, danos nas estruturas orais (fator de risco para desmineralizações, cáries, descolorações, danos periodontais), aumento da duração do tratamento e não obtenção do resultado esperado.

Durante o curso do tratamento, ao surgirem quaisquer dos efeitos deletérios acima mencionados, se não forem observados ou tratados, podem causar outras complicações. A interrupção do tratamento devido à gravidade dos efeitos nocivos da terapia ortodôntica sem a correção completa da má oclusão, embora seja um último recurso, pode deixar o paciente pior do que antes do tratamento.

O ortodontista tem, assim, um papel importante na prevenção das complicações associadas a este tipo de tratamento, sendo o gestor e executor da intervenção médica efectuada. Para obter bons resultados e minimizar as complicações são necessários aspectos como uma formação adequada, conhecimentos, competências clínicas e experiência.

Tendo em conta a suscetibilidade do indivíduo aos vários riscos associados ao tratamento ortodôntico, a adesão do paciente, as discrepâncias esqueléticas ou dentárias do paciente e o prognóstico do mesmo; o ortodontista deve elaborar um plano de tratamento definitivo de forma a que o tratamento tenha um resultado de alto nível com o mínimo de efeitos secundários possíveis.

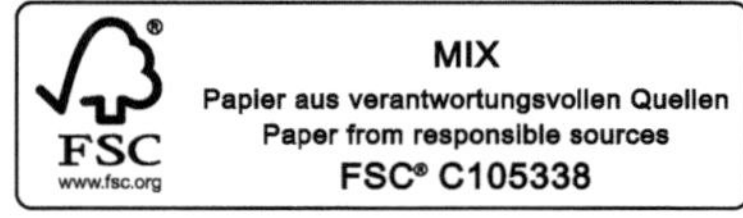

Printed by Books on Demand GmbH, Norderstedt / Germany